《中医非物质文化遗产临床经典读本》

第一辑

# 医门棒喝

（第二版）

清·章　楠◎著

李玉清　曹金虎
黄　娟　孔长征◎校注

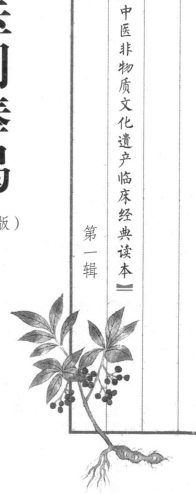

U0206403

中国健康传媒集团

中国医药科技出版社

**图书在版编目（CIP）数据**

医门棒喝 /（清）章楠著；李玉清等校注 . —2 版 . — 北京：中国医药科技出版社，2019.7

（中医非物质文化遗产临床经典读本）

ISBN 978-7-5214-0843-0

Ⅰ . ①医… Ⅱ . ①章… ②李… Ⅲ . ①医论－中国－清代 Ⅳ . ① R2

中国版本图书馆 CIP 数据核字（2019）第 036175 号

**美术编辑** 陈君杞

**版式设计** 也 在

出版 **中国健康传媒集团** | 中国医药科技出版社

地址 北京市海淀区文慧园北路甲 22 号

邮编 100082

电话 发行：010 – 62227427 邮购：010 – 62236938

网址 www.cmstp.com

规格 880 × 1230mm $\frac{1}{32}$

印张 6 $\frac{7}{8}$

字数 136 千字

初版 2010 年 12 月第 1 版

版次 2019 年 7 月第 2 版

印次 2022 年 1 月第 2 次印刷

印刷 三河市百盛印装有限公司

经销 全国各地新华书店

书号 ISBN 978-7-5214-0843-0

定价 21.00 元

获取新书信息、投稿、为图书纠错，请扫码联系我们。

版权所有 盗版必究

举报电话：010–62228771

本社图书如存在印装质量问题请与本社联系调换

《医门棒喝》为清·章楠所著。章楠，字虚谷，浙江会稽（今绍兴）人。《医门棒喝》共四卷，是一部医论性质的著作。卷一有六气阴阳论、太极五行发挥、人身阴阳体用论、伤寒传经论等；卷二有辨《贯珠集》温病伤寒挽混之误、麻桂青龙汤解、方制要妙论、温暑提纲、评《温病条辨》、评王于圣《慈航集》、虚损论等；卷三有《素问》辨疑、论景岳书、论《易》理、平心论等；卷四有痧胀论、萎仁辨、原痘论、治痘论、治疹论等内容。该书对刘河间、李东垣、朱丹溪、张景岳等人的学说进行评点。如河间论六气皆从火化，章氏认为应从体质辨证，以人体质不一，受邪虽同而病变不同。东垣言相火"元气之贼"，景岳非之，言相火"元气之本"。后学惑之，莫知谁是。章氏认为东垣论其变，景岳道其常，各有至理，不可相非。又丹溪谓"阳常有余，阴常不足"，景岳谓"阳常不足，阴常有余"，章氏认为两家各有见解，不过发明一节经义，而非全经之理，不可不知也。此外，该书还对温病及痘疹的治疗进行了论述，推崇叶、薛之说。该书取名"棒喝"，为警醒众人之意。本书是中医院校青年教师、学生及临床工作者必读的中医医论专著。

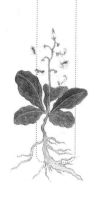

# 《中医非物质文化遗产临床经典读本》

# 编委会

**学术顾问**（按姓氏笔画排序）

马继兴　王永炎　王新陆　邓铁涛　史常永
朱良春　李今庸　何　任　余瀛鳌　张伯礼
张灿玾　周仲瑛　郭子光　路志正

**名誉主编**　王文章

**总主编**　柳长华　吴少祯

**编　委**（按姓氏笔画排序）

丁　侃　于　恒　于　雷　王　玉　王　平
王　体　王　敏　王宏利　王雅丽　孔长征
艾青华　古求知　申玮红　田思胜　田翠时
成　莉　吕文瑞　朱定华　刘　洋　刘光华
刘燕君　孙洪生　李　刚　李　君　李玉清
李禾薇　李永民　李仲平　李怀之　李海波
李超霞　杨　洁　步瑞兰　吴晓川　何　永
谷建军　宋白杨　张文平　张永鹏　张芳芳
张丽君　张秀琴　张春晖　陈　婷　陈雪梅
邰东梅　范志霞　国　华　罗　琼　金芬芳
周　琦　柳　璇　侯如艳　贾清华　顾　漫
郭　华　郭新宇　曹　瑛　曹金虎　黄　娟
谢静文　靳国印　翟春涛　穆俊霞

# 出版者的话

　　中国从有文献可考的夏、商、周三代，就进入了文明的时代。中国人认为自己是炎黄的子孙，若以此推算，中国的文明史可以追溯到五千年前。中华民族崇尚自然，形成了"天人合一"的信仰，中医学就是在这种信仰的基础上产生的一种传统医学。

　　中医的起源可以追溯到炎帝、黄帝时期，根据考古、文献记载和传说，炎帝神农氏发明了用药物治病，黄帝轩辕氏创造脏腑经脉知识，炎帝和黄帝不仅是中华民族的始祖，也是中医的缔造者。

　　大约在公元前1600年，商代的伊尹发明了用"汤液"治病，即根据不同的证候把药物组合在一起治疗疾病，后世称这种"汤液"为"方剂"，这种治病方法一直延续到现在。由此可见，中华民族早在3700多年前就发明了把各种药物组合为"方剂"治疗疾病，实在令人惊叹！商代的彭祖用养生的方法防治疾病，中国人重视养生的传统至今深入民心。根据西汉司马迁《史记》的记载，春秋战国时期的秦越人扁鹊善于诊脉和针灸，西汉仓公淳于意善于辨证施治。这些世代传承积累的医药知识，到了西汉时期已蔚为大观。汉文帝下诏命刘向等一批学者整理全国的图书，整理后的图书分为六大类，即六艺、诸子、诗赋、兵书、术数、方技，方技即医学。刘向等校书，前后历时27年，是对中国历史文献最为壮观的结集、整理、研究，真正起到了上对古人、下对子孙后代的承前启后的作用。后之学者，欲考中国学术的源流，可以此为纲鉴。

这些记载各种医学知识的医籍，传之后世，被遵为经典。医经中的《黄帝内经》，记述了生命、疾病、诊疗、药物、针灸、养生的原理，是中医学理论体系形成的标志。这部著作流传了2000多年，到现在，仍被视为学习中医的必读之书，且早在公元7世纪，就传播到了周边一些国家和地区，近代以来，更是被翻译成多种语言，在世界许多国家广泛传播。

经方医籍中记载了大量以方治病和药物的知识，其中有《汤液经法》一书，相传是伊尹所作。东汉时期，人们把用药的知识编纂为一部著作，称《神农本草经》，其中记载了365种药物的药性、产地、采收、加工和主治等，是现代中药学的起源。中国历代政府重视对药物进行整理规范，著名的如唐代的《新修本草》、宋代的《证类本草》，到了明代，著名医学家李时珍历经30余年研究，编撰了《本草纲目》一书，在世界各国产生了广泛影响。

东汉时期的张仲景，对医经、经方进行总结，创造了"六经辨证"的理论方法，编撰了《伤寒杂病论》，成为中医临床学的奠基人，至今仍是指导中医临床的重要文献。这部著作早在公元700年左右就传到日本等国家和地区，一直受到重视。

西晋时期，皇甫谧将《素问》《针经》和《黄帝明堂经》进行整理，编纂了《针灸甲乙经》，系统地记录了针灸的理论与实践，成为学习针灸的经典必读之书，一直传承到现在。这部著作也被翻译成多种语言，在世界各地广泛传播。

中医学在数千年的发展历程中，创造积累了丰富的医学理论与实践经验，仅就文献而言，保存下来的中医古籍就有1万余种。中医学独特的思想与实践，在人类社会关注健康、重视保护文化多样性和非物质文化遗产的背景下，显现出更加旺盛的生命力。

中医药学与中华民族所有的知识一样，是"究天人之际"的学问，所以，中国的学者们信守着"究天人之际，通古今之变，成一家之言"的至理。《素问·著至教论篇》记载黄帝与雷公讨论医道说："而道，上知天文，下知地理，中知人事，可以长久。以教众庶，亦不疑殆。医道论篇，可传后世，可以为宝。"这段话道出了中医学的本质。中医是医道，医道是文化、是智慧，《黄帝内经》中记载的都是医道。医道是究天人之际的学问，天不变，道亦不变，故可以长久，可以传之后世，可以为万世之宝。

医道可以长久，在医道指导下的医疗实践，也可以长久。故《黄帝内经》中的诊法、刺法可以用，《伤寒论》《金匮要略》《备急千金要方》《外台秘要》的医方今天亦可以用，《神农本草经》《证类本草》《本草纲目》的药今天仍可以用。

或许要问，时间太久了，没有发展吗？不需要创新吗？其实，求新是中华民族一贯的追求。如《礼记·大学》说："苟日新，日日新，又日新。"清人钱大昕有一部书叫《十驾斋养新录》，他以咏芭蕉的诗句解释"养新"之义说："芭蕉心尽展新枝，新卷新心暗已随，愿学新心养新德，长随新叶起新知。"原来新知是"养"出来的。

中华民族"和实生物，同则不继"的思想智慧，与当今国际社会提出的保护和促进文化多样性、保护人类的非物质文化遗产的需求相呼应。世界卫生组织 2000 年发布的《传统医学研究和评价方法指导总则》中，将"传统医学"定义为"在维护健康以及预防、诊断、改善或治疗身心疾病方面使用的各种以不同文化所特有的理论、信仰和经验为基础的知识、技能和实践的总和"，点明了文化是传统医学的根基。习近平总书记深刻指出："中医药学是中国古代科学的瑰宝，也是打开中华文明宝库的钥匙。"这套丛书的整理出版，也是为了打磨好中医药学这把钥匙，以期打开中华文明这个宝库。

希望这套书的再版，能够带您回归经典，重温中医智慧，获得启示，增添助力！

中国医药科技出版社

2019 年 6 月

# 校注说明

《医门棒喝》作者为清代医家章楠。章楠字虚谷，浙江会稽（今绍兴）人。关于其生卒年，未有明确的记载，据其书中所记，可知其当在叶天士、吴瑭等人之后，约生活在乾隆中后期及道光年间。因年少多病，故潜心于《内经》《难经》等医学经典的研究，力学十年之后，仍未得其旨，故复致力于医理之学习与揣摩，又十年之后，始得左右逢源之乐。此后，他仍不满足，游学南北，凡是医道中学问渊博者，无不访问求教，自是学业益进。曾客游广东、河北、浙江等地，每到一地，皆以医术名，当道者多折节下之，但章楠淡泊处之。著有《医门棒喝》初集、二集、三集、四集等书。

《医门棒喝》初集是一部医论性质的著作，对医门中的大家之说进行分析，详其利弊，以免后人不明其理，从而固执盲从。其主要论点有如下几点。

第一，河间论"六气皆从火化"，原为至理。但具体治疗中，应察人体质之区别，体质不一，受邪虽同而病变不同，或从热化，或从寒化，故不可概用寒凉之药。

第二，对丹溪"相火论""阳常有余"等提出质疑，认为此说义不明晰。有人对丹溪"阳常有余，阴常不足"执信不疑，动用知柏等苦寒之药，多致败阳之证。

第三，丹溪谓"阳常有余，阴常不足"，景岳谓"阳常不足，阴常有余"，学者不知所从。二人不过发明一节经义，而非全经之理。

第四，东垣言相火"元气之贼"，景岳言相火"元气之本"。东垣论其变，景岳道其常，各有至理，不可相非。

第五，对《贯珠集》将黄芩、白虎之证列于太阳伤寒正治法内，认为分法错误，未免混淆。

第六，称赞吴又可能自立主见，独开生面，多有发明。但混指一切温病为瘟疫，遂使浅学将风温、暑温等尽作瘟疫而治，病轻药重，为害甚多。《痧胀玉衡》乃不详究六气病源，但叙痧证形状，浅学见疑似诸病，概认为痧，混用辛散破耗之药，害亦不少。

第七，夏月中暑，有人以"中""伤"分阴阳，实属难解，以体质分则明确而易于理解。体质偏于火者为阳，偏于湿者为阴；体强多火者成阳证，体弱多湿者成阴证。

第八，专评《温病条辨》，认为吴鞠通虽多发明之处，但有以下缺点：如将风温、瘟疫并为一类，不分邪之轻重，病之浅深；冬伤寒、春病温之伏气一证，亦不分晰论列；将《素问》秋伤于湿之"湿"字，臆解穿凿等。

第九，《广瘟疫论》言大青龙、九味羌活等汤，皆古治温病之方。章氏认为二方辛温燥烈之药多，不当为治温之方。

第十，古来论痘疹，皆言痘出五脏，属阴；疹出六腑，属阳。章氏认为论治痘，必以五脏为纲，列各证为目；治疹则必审其或因外感或由胎毒，而按时透发，则其证可愈。

总之，朱丹溪、张景岳等人皆为大家，均拥有大批追随者，但章氏指出其说均非发明全经之理。其分析评点，言之有据，使人不致盲从，取名"棒喝"，名符其实。

本书于道光五年乙酉写成初稿，道光八年戊子重游广东，对旧稿加以整理，并由同乡田晋元（雪帆）加以评点，于道光九年由浙江海宁人应秋泉、纪树馥等在广州刻版问世。本次点校，以清道光九年己丑年刻本为底本，以清同治六年丁卯（1867年）聚文堂刻本为对校本，以清宣统元年己酉（1909年）蠡城三友益斋石印本为参校本，具体的点校原则如下。

1.本次整理将底本中的繁体字、异体字、俗写字、书刊匠字以规范简化字律齐。不出注。

2.古今字凡能明确其含义者，均以今字律齐，如"藏"为"脏"、"府"为"腑"等。

3.常用的通假字预以径改，如"已"改为"以"，"於"改为"于"等。不常用的通假字注明本字本义。

4.生僻字酌情释义。原书中明显的错字，径改。

5.药名改为今常用规范字，如"栝蒌"改为"瓜蒌"等。书中有释药名本名之处，故不改动。药物剂量仍保留旧制，亦不更改新制。

6.对于避讳字，缺笔避讳者补足笔画，不出注；其他形式的避讳，保留原貌不变，于不常见者出注解释。

7.原书中以"右"字代表前文者，一律改为"上"字。

8.原书中的小字用括号括起来作为标识。

由于本人水平有限，敬请同道不吝指正。

校注者
2009年9月

# 序　一

　　余宦游东粤，遇会稽章子虚谷者，出所著《医门棒喝》以示余。余读其书，知于是道折肱者久，而凡别疑似于几微，订沿袭之讹谬，其论也切，其辨也详矣。夫阴阳乘乎血气，损益酌夫盈虚，毫厘千里，死生系焉，顾或轻为尝试，鲜不以生人之术杀人于不自知，岂果忍于为是者，失则暗与诬，无有如此书之提倡指归也。章子积数十年悉心阅历，博极群书，为之剖厥，指正厥归，缕晰条分，发蒙振聩。意若不争之力，生命莫全，不持之严，宗依莫定，盖为医门中护法有如此者。此而不广其传，将偏执艺术，胶固不通者流，方沾沾自诩为有得，安望大发觉寤①于当头棒喝下耶？爰与海宁应子秋泉，同校而付诸梓，俾资观览，识所折衷，用以救弊补偏，庶几济群生而维大造，不负章子一片苦心也。是为序。


　　　　　　道光九年己丑仲春河间纪树馥拜撰

---

① 　寤：通"悟"。觉悟，了解。张衡《东京赋》："盍亦览东京之事以自寤乎？"

# 序　二

　　夫读书贵能信，尤贵能疑。信则有定识而无所游移，疑则分别抉择衷于至是。足以正古人之失，嘉惠后学。读儒书然，读医书何莫不然。医所以托死生，保性命，关系尤重。苟徒泛然涉猎，勿深研究，有信无疑，杀人必多。此余友虚谷章子殷殷以卫生救弊为心，准经稽古，举诸家之可疑者，详辨其得失，《医门棒喝》之所由著也。余虽不知医，读其集，理明辞达，甚易通晓。医道自轩岐论阴阳五行生化之理，辨民病之由，制针砭药石治疗之法，是以天地之心为心者。迨乎中古，生民气质变异，针砭之法或多不宜。有汉张仲景出，辨经络脏腑六气外邪之证，审阴阳虚实内伤七情之因，参药性气味，配合制度，以立方法。上本轩岐之旨，穷其变化；下垂万世之模，为继述之圣。敻①乎尚矣！厥后代有名家，著述日富，类多一隅之说，鲜协中和之道，虽有发明，纯驳互见。后学苦圣经奥妙难通，喜诸家浅论易读，或不究源流，师一家而执偏见，医风斯下，流弊日深。其能记诵轩岐仲景之书，侈然自多者，盖亦仅见。而能深研其妙，融会在心，以辨别诸家疑似可否者，尤为罕闻。章子笃嗜性命之学，参儒释之理。故于医也，溯流穷源，力究十余年，未得其绪，而志益锐。久之，豁然悟轩岐之旨，犹未尽仲景变化之

---

① 敻：通"迥"。远。李华《吊古战场文》："浩浩乎平沙无垠，敻不见人。"

1

用也。今又潜心十余年，始有左右逢源之乐。乃其虚怀不敢自是，南北足迹所涉，凡同业绩学者，莫不咨访就正。而经旨既明，灼见诸家之偏，伤流弊之害，冀有以补救。于是择其尤者而表明之。盖以蓄诸中者发诸外，非同无本之学，故皆长篇累牍，每论必三五千言，少亦一二千言。反复详辨，语无不切，必期理明义尽而后已。综其所集，不过十万言，阐发圣经之秘奥，救正诸家之阙失，而于先天、后天事物之理，几已括之。不仅为医，而儒释之道并贯矣。呜呼！章子可谓有心哉！吾知是集成，爱章子者，读而且信且疑者有之；嫉章子者，漫无疑信而起谤议者有之。夫谤诚不必，议亦何不可者。诚能反复于其集之所言，信其所可信，而疑其所能疑。摘其疵谬而详辨之、救正之，据乎理所不易，是即吾所谓善读书者，正章子之所愿望而不得。必且师之友之之不遑，而何嫌何怨。不则如侏儒观场，本无所见而挟私意以妄肆讥评，则是非可否，又可置之不论。天下后世，必有能知之能谅之者。章子性恬淡，不屑奔竞形势，向游于粤，当道多折节交之，章子遇之泊如。其待人宽恕，行事磊落，未尝稍有苟且。余与章子订交垂三十年，在岭表相处久，又同客京师。周旋阃间，知之独深，故言其约略如是，即以弁之简端。

道光丙戌冬月山阴乐川田鼎祚拜手撰

2

# 序 三

　　夫天下所重者，莫若性命。儒道，性命之正禅，究性命之微。其能保卫性命者，医也。三者，其道一而已矣。然欲明其道，则又各由其门而入焉。禅门之有棒喝，使人觉悟性命之道耳。同里章虚谷先生，贯通乎三者之理，而尤精于医，因慨圣道之日晦，乃以济世之仁心，示迷津之觉路，著《医门棒喝》四卷，属①余评点。余以谫陋，谬厕医林，猥蒙先生青睐，目为知道之人。窃念以莛击钟，焉能发其声音，方且敬谢不敏。继思管中窥豹，或亦略见一斑。展卷祗诵，细玩数过，如"六气阴阳论""太极五行发挥"等篇，将先天后天之奥、阴阳变化之微阐发殆尽，毫无遗蕴。而"土为太极之廓"一语，尤发千古之秘，直溯夫混元未辟之先，而独立其极。较杨子之谈元、生公之说法②，尤为精妙而明确。其驳正丹溪、景岳诸公处，批却导窾，迎刃而解，使起丹溪、景岳于九京而问之，亦当俯首无辞。与诸人问答，则又大扣大鸣，小扣小鸣，反复辨难，疑义尽析，示以指南。又解圣经君相二火为体用，燥为风寒风热所化，暑为湿火相合而成，灼见秋伤于湿之文为讹，皆亘古

---

①　属：通"嘱"。托付，请托。《左传·隐公三年》："召大司马孔父而属殇公焉。"

②　生公之说法：相传晋末高僧竺道生曾于苏州虎丘寺立石为徒，讲《涅盘经》。至微妙处，石皆点头。

所未道，如拨云雾而见青天也。论伤寒传经，疏解方义，穷元极妙，辨析温病混入伤寒之误，皆大阐仲景心法。暨夫温暑提纲、痘疹等论，则明立法程，申《灵枢》《素问》之旨，而正诸家之失。统而论之，先生不独明于医，而且明于《易》，明于天文历律，而融贯百家。故于医理之精微奥妙，阐发无余。尤妙至理难明之处，罕譬而喻，使愚夫愚妇皆可与知与能。非先生具大魄力具大手笔，焉能有此巨制。是固轩岐、仲景之功臣，丹溪、景岳之畏友也。先生以"棒喝"名集者，诚欲醒当世时流，为普济宝筏耳。余因之窃有感焉。大凡天下妙理，非夙具灵根者不能悟。是故鸡能讲学，石可点头，鹦鹉解人言，狗子有佛性，无非禀一灵之觉耳。况人为万物之灵乎！昔人有言，必具神仙之骨，方能当"名医"二字。则医理之妙，固非伧父所能悟也。吾越向多隐逸，乐性命而擅岐黄者，昔尝夥①矣。若夫今之时医，类皆涉猎方书，各承家技，或偏执温补，或专事寒凉。印版数方，通治诸病，偶而幸中，自信不移，如是授受，以为秘诀、为捷径。世之贸贸者，又皆以耳为目，随声附和，互相揄扬。遂使虚名益炽，自负益高。与论轩岐、仲景之道，反以为怪，而群起谤议。正如沉酣醉乡，先生虽以百棒喝之，千棒喝之，欲其猛然省悟，势实难矣。虽然十室之邑必有忠信，焉知不因是集而启医林之聋瞆，通后学之津梁，使大明轩岐、仲景之道，而生民无夭枉之虞。则不独吾越之幸，且将流泽于无穷，其功岂不伟哉。（元）固深为欣幸，僭加评点，并赘数言于简。管窥蠡测，未能把其高深，聊以志倾倒之忱云尔。

时道光丁亥孟秋山阴愚弟雪帆田晋元拜序

---

① 夥：多。《唐书·突厥传序》："秦地旷而人寡，晋地狭而人夥。"

# 序　四

医，小道也。死生寄之，所关实巨。漫云尝试可乎？余不精医理，宦游岭南八九载。每见医者，辄以粤地潮湿，不辨何证，率用二术桂附等治之，其害甚烈，心滋戚焉。且闻寅友中竟有以感冒而误投补剂，致不起者。询延谁氏，居然以良医自命者也。噫！可慨已。人为一小天，人之患病，犹阴阳之愆伏、日月之剥蚀、风雨寒暑之失度。不审乎此而调其偏，使其平，乃拘执古方，妄投药饵，何异操刃而刺人之胸也。会稽章君虚谷，以久病娴此术，天性敏妙，上究《羲易》《内经》之奥，下及诸名家书，无不淹贯。而其辨论溯流穷源，一衷于是，积年得稿若干帙，名之曰《医门棒喝》，盖以警世之动以良医自命者，不啻大声疾呼之也。章君出其稿问世，余深幸是书之传，非徒救一世之弊，因缀数言于简，诚有补于医道者。窃愧余膺民社①，欲医偏隅而未能称职也。

　　　　　　时道光九年岁次己丑春日萧山韩凤修拜序

①　膺民社：指为地方长官。清·钱谦益《浙江台州府黄岩县知县周玄昭受文林郎制》："具官某起自贤书，遂膺民社。"

# 序　五

艺亦多术矣，苟有济于世，精其一足以传。况卫生救死，用之善，起呻吟于衽①席；用之不善，杀人指下而不觉。如医之为术不綦②重哉！然非穷其理，乌能善其用；非多读书而善悟，又乌足以言穷理。此章子虚谷《医门棒喝》一书所为有功于医学也。虚谷，越之会稽人，性恬淡不为利动，不为势慑。少羸善病，因究心岐黄，穷日孜孜不倦。与余萍聚粤东，旋走燕冀，游吴门。丁亥冬复晤羊城，相交垂三十年矣。见其精神益壮，而业亦益进。余家无少长，病辄延治，无不效。乃信之笃，而未究其底蕴也。日者，出所著《医门棒喝》四卷相示。余羁世务，不谙医学，展卷茫然，乃息心玩之。其中论阴阳变化之理，天人合德之要，昔人所误，今人所疑，无不原始要终，条分缕晰。虽以予之愦愦，犹复心领神会，况习其业而将善其用者哉。知其于此道，不啻三折肱矣。昔予需次京师，宦江右，继而被议出塞。往返三万里，见所称时医者，所在皆有。设号簿于门，延者按次登籍，日将夕，疾呼于门：先生至矣！主人皇③遽延入室，病者倚枕待诊，侍者磨墨未竟，疾书方掷笔起。主人趋

----

① 衽：床席。《仪礼》："衽如初。"郑玄注："衽，寝卧之席也。"此处指病人卧病在床。

② 綦：极，甚。《荀子·王霸》："甚易处而綦可乐也。"

③ 皇：通"遑"。闲暇，有暇。《左传·哀公五年》："不敢怠皇。"

1

而尾其后，问病轻重及饮食所宜，匆匆数语，登舆逝矣。于是如其方，有服之而效者，十二三。服之不效者，亦十二三。服之而危且殆至不救者，十三四矣。走询先生，漫曰：彼本不治之证，余药冀生之，命不济奈何。呜呼！何不治证之多也。余心疑之未敢与辨也。今得《棒喝》一书，审其是非，辨其疑似。使业医者读是书而悟其向之所以失，由是而进求于古，以勉为良医。则是书不诚为觉岸之清钟，迷津之宝筏也哉。余固心焉企之，因识数言，以复之虚谷。


　　　　　时道光九年岁次己丑季春之朔山阴
　　　　　　愚弟史善长顿首拜识

2

# 自　序

　　天地之大，事物之变，莫可涯涘。究之一理而已。见其理，则触处皆通；昧其理，则动多窒碍。而理之切于身心性命者，自格致诚正外，莫重于医，以其保卫性命者也。然非格致诚正之功，不能通医之理，则医固儒者之事也。原夫《灵》《素》发明天人合一之理，以卫身心性命，为医经之源。仲景绍圣轩岐，本《灵》《素》作《伤寒杂病论》，为方书之祖，厥后诸贤相继阐发，数千年来著述代增，汗牛充栋。则今医术宜乎胜古，何反不逮？是不患无书，而患多书也。众说杂陈，纯驳不一，学者不能披拣。如涉海问津，既未窥圣经源流，遂各师心自用，授受流传，而古法愈晦。夫诸家之书，其无义理可取者置勿论。即如古称大家，若刘河间、张洁古、李东垣、朱丹溪诸先生，各以己之阅历见解发明经旨一节，或论外邪，或论内伤，或主补气，或主滋阴。原非执中之论，其辞旨抑扬不无偏处，要在读者因流溯源，知其理之所归。倘执其偏，不免各相抵牾矣。如明张景岳，亦由平日阅历所见，立论主于扶阳。既称"全书"，乃又肆议河间、丹溪为非，则不自知其偏也。盖气化流行变迁靡定，人生禀质南北不同。景岳与河间、丹溪相去各百数年，其时气化，其地风土或各不同，不可相非也。又如张子和，所治多藜藿中人，故其议论以汗吐下为妙法。薛立斋为太医，所治多膏粱中人，故其方案多和平温补，以缓治见功。可知各由其阅历不同而论说遂异。其余诸家亦各抒己见以立言，难免顾此失彼之弊。或不明圣经源流，而师一家之说，则必以诸家为非，是以偏视偏，无怪乎各相抵牾也。余幼得羸疾，究心医理，虽从师请益，历览诸家，十年不知端绪。盖以圣经辞简义广，理蕴难窥；而诸家之说，各树旗帜，互相非议，未知孰是。后读吴门叶天士先生医案，见其发明奥旨，如点龙睛，而镕铸百家，汇归经义。当时仁术大行，无暇著述，乃于临证之顷，随病设施，揭其理蕴，而因时制宜，无法不备。如造化生物，无迹可求，各得自然之用。与千百年前之仲景心心相印，而得其真传。呜呼！若先生者，岂不为我朝之医圣也与！惜（楠）生晚，不获亲承提命。幸得读先生书，略窥医理之奥，而见诸家意旨所在，醇疵两不可掩。舍其短而用其长，随时取益，变化无方，而理无不合矣。然则医者既患多书，余又何述焉。特以向来未明之义，各相抵牾，而滋流弊之害者，举其百中一二，如后条例所云，论其大略。并《内经》所列六气，历来注疏有未尽当者，据理辨之，就正有道，以为保卫性命之一助。爰名之为《医门棒喝》，聊取解粘去缚，俾洞见本源之意耳。其由格致诚正而通达斯理者，则以是编为赘矣。

**道光五年乙酉孟夏会稽章楠识于城东之知非轩**

# 自题[①]

　　余以陋质未尝学问，数十年奔走风尘，愧无小补于世，与草木同腐也。向因多病，究心医理，阅历既久，偶有一得之愚，笔诸简端，积而成帙。每思就正有道，未得因缘。岁戊子重游粤东，适遇乐善君子，许以问世，欣然出资，将灾梨枣。

　　或者问曰：子论古已多，又与时人辨驳不休，将以沽名欤？求胜欤？答曰：皆非也。既无所求，岂不自寻劳苦乎？答曰：譬如春雨，山溪骤涨，行人赵趄[②]。余适有竹数竿，急为作筏，虽不能济多人，亦尽吾心力而已。况人各有好，或好声色，或好诗酒，或好琴书，或好山水，种种莫可枚举。当其好也，无不发愤忘食，乐而忘疲，不知老之将至者。余好在此，自觉可乐，未见劳苦也。

　　然则自乐可也，既不求名，何必注姓名于卷乎？答曰：天下医书甚夥，余既不能遍读，虽读亦不能尽记。偶述管见，则不自知其谬，必求教天下，逸其名无从闻教矣。且如自古逃名者，愈逃愈显，而传之愈久。以其才德超伦，欲掩弥彰，所谓君子之道，暗然而日彰，余何人而敢效颦乎？使余言而有当也，聊如竹筏之

---

① 自题："自题"原在目录之后，现据今编辑习惯将"自题"置于"目录"之前。

② 赵趄：亦作"次且"。且前且却，犹豫不进。张载《剑阁铭》："一人荷戟，万夫赵趄。"

1

济人。如其不当，则人反因吾筏而淹没，又安忍逃名而避过乎？吾尽吾心，知我罪我，皆我师也。

抑思名由形起，吾形若没，名又与我何干哉。假如以锡作卮，继镕以火而置诸涂，执涂人问之，可有名其为卮者否乎？又若焚草木成灰，挼和一处，谁能辨其孰草孰木乎？由是观之，求名之与逃名，迹虽不同，要皆未足为智也。或者哂而退。


道光九年己丑仲春会稽章楠识于羊城旅邸

# 凡　例

　　医门之书，除圣经外，其自古称大家者，人莫不信奉，而鲜知其弊。兹以管窥所及，表其一二。以大家之论，尚不可固执偏从，况其余诸书，岂可尽信。明者当知所择矣。

　　一、河间论六气皆从火化，原为至理。因从火化，故以凉泻主治。然此止可论六气之邪，未可论病。以人体质不一，受邪虽同而病变不同。若谓六气皆从火化，六气之病概用凉药，则误矣。或不明六气变化之理，又见妄用凉药为害。遂谓河间之论非是，而不自知昧理，各相抵牾，其弊更多也。

　　二、丹溪相火论，言相火为天火，君火为人火，君火以名，相火以位，后世多遵之。余细究其说，理既未协，义不明晰。又谓阳常有余，阴常不足，引《内经》所云"一水不胜二火"作证，而不思《内经》论阴阳偏胜之病，非论阴阳之理。昧者执信阳常有余，动用知柏败阳，则害甚矣。

　　三、景岳非丹溪之说，谓世间火少水多，乃云阳常不足，阴常有余，引大《易》《丹书》之言作证，既未确切，亦属一偏之言。诵其书者，多引《易》说论医，不知乖僻之害，而与丹溪冰炭相反，眩惑后学，无所适从。要知两家各有见解，不过发明一节经义，而非全经之理，不可不知也。

　　四、东垣言相火元气之贼，景岳非之，言相火元气之本。后学惑之，莫知谁是。而不知东垣论其变，景岳道其常，各有至理，不可相非也。

五、六气为病，源流不同，辨别未清，治难尽善。仲景之论，后人编辑，将伤寒温病，挽混莫辨，自古皆然。即如《贯珠集》一书。吴门尤在泾先生所编，乃将黄芩、白虎之证，列于太阳伤寒正治法内。试思黄芩、白虎，岂可为太阳伤寒正治之法乎？若黄芩、白虎可治伤寒，则麻黄、桂枝等汤，将以治何病乎？此集近时所出，尚尔淆混，何况其前？难求全璧也。

六、吴又可见伤寒温病多牵混之害，乃著《瘟疫论》，以辨异伤寒。虽能自立主见，独开生面，多有发明。而不体究经旨，不辨伏气为病之理，直辟经文，混指一切温病为瘟疫。遂使浅学将风温暑温等尽作瘟疫而治，病轻药重，为害甚多。又如《痧胀玉衡》等书，亦发古人未发之旨，而有救济之功。乃不详究六气病源，但叙痧证形状，多列名目。浅学专习其书，凡见疑似诸病，概认为痧，混用辛散破耗之药，害亦不少。诸如此类，不可枚举也。

七、火湿二气，合而为暑，故暑为阳中之阴，其证有阴有阳。昔人言中暑为阴证，伤暑为阳证。又以静而得者为"中"，动而得者为"伤"。殊不知偏于火者为阳，偏于湿者为阴；体强多火者成阳证，体弱多湿者成阴证。岂不简明。而曰中、曰伤、曰动、曰静，如是支离，使人眩惑难解。致有谓夏月患阴证伤寒者，六气之杂乱不分也。

八、近时淮阴吴鞠通先生，欲明六气为病之理，著《温病条辨》。虽多发明之处，又将风温瘟疫并为一类，不分邪之轻重，病之浅深。反谓吴又可之论未善，而不自知牵混之误。其冬伤寒、春病温之伏气一证，亦不分晰论列。更将《素问》秋伤于湿之"湿"字，臆解穿凿，大乖义理。余皆评而辨之，以俟高明鉴定。

九、康熙间，上元戴麟郊先生推广吴又可之论，著《广瘟疫

2

论》。辨析虽较又可为详，但亦未将风温、暑湿、春温等分清，而概称为时行瘟疫。既云时行，则仍如又可之混指一切温病为瘟疫矣。且言大青龙、九味羌活等汤，皆古治温病之方。按青龙汤，辛温药多，石膏甚少，实为风寒闭塞营卫，阳郁内扰而设，为发汗之猛剂。若温病热从内发，或蕴于膜原，岂可用麻黄、桂枝大发其表乎？至九味羌活汤，于发表药中，杂以生地，若有表邪，反使引入血分。若其阴虚，则苍、芷、羌、防、细辛等，一派燥烈辛散，反伤其阴。此方之杂而不精，每见世俗混用，致害者多矣。是《广瘟疫论》，亦未辨别尽善也。惟吴门叶天士先生论风温二十则，分营卫气血，传变治法，最为精当。薛生白先生《湿热条辨》三十五则，论治甚详。实皆超迈前古，可为后世法程，学者宜究心焉。又吴鞠通先生《温病条辨》，论药性气味功能，甚为精细。其卷后论泻白散之弊尤确，余亦屡见有混用桑皮，反引外邪入阴，咳嗽不已者。地骨皮亦然，临证者，不可不审也。

十、古来论痘疹，皆言痘出五脏，属阴；疹出六腑，属阳。但是相沿之说，未尝详究至理，各家辨论，参差互异。即如《痘科正宗》，言痘为毒火，有实无虚。以致浅学不辨虚实，混施攻泻。治疹则必先用升葛汤为定例，与治痘之法相混，均为流弊之害也。呜呼！医理甚微，医书甚夥，或不研求至理，徒执纸上陈言，而不知其弊。孟子所谓尽信书，则不如无书。余愧浅陋，不能遍览而尽举，惟望高明之士，补其不逮，实为斯道之幸也。

# 目 录

# 卷 一

会稽虚谷章楠著

受业孙廷钲震远参订

山阴雪帆居士田晋元评点

（批：统观此集，皆发明圣经，精蕴针砭诸家瑕疵，所以名棒喝也。凡道有三乘，此医道之最上乘者，故如问难辩驳，诸人皆聪明博洽，犹不能领其旨趣。所谓太古之音，知者既少；阳春白雪，和着寡矣。）

## 六气阴阳论

《内经》言六气者，风寒暑湿燥火也。六气各异，变化无穷。要不出乎阴阳，阴阳由混元一气而生。一气者，太极也；阴阳者，《易》之＝＝也；六气者，《易》之六爻也；八风方位，即八卦也。阴阳相生，六气变化，八风转旋，而万物生长化收藏，以至疾病疴痒。犹《易》之阴阳相交，六爻变动，而至八卦、六十四卦、三百八十四爻，错综交易，而吉凶悔吝之兆，变现无尽也。羲圣作八卦以垂象，轩岐论六气以明病，同出阴阳太极之源。前圣后圣，其揆一也。

夫六气由阴阳所化，仍不离阴阳之体。是故寒为阴，火为阳；风为阴中之阳，暑为阳中之阴。湿为阴，而与火合则名暑。风与火合则化热燥，属阳；风与寒合则化清燥，属阴。斯阴阳变化而成六气之异也。（批：止此数语，阐明《内经》千百言之理，使阅者了然心目。先生真冰雪净聪明者乎！）若合五行而配四时，则风木主春，火主夏，燥金主秋，寒水主冬，湿土贯四季，而主令于长夏未月。盖土本先天太极之廓，为后天万物之母，故通贯四气而主于中也。以六气配一岁，则初之气风木，二之气君火，三之气相火，四之气湿土，五之气燥金，六之气寒水。每气各主六十日有零，以周一岁。三四火湿相交，合而为暑，故夏至后病名"暑"，而湿土主令于夏季也。此特言主气也，主气为地气，静而有常，故岁岁如是。又有客气为天气，动而不常，故每年转换。如子午年，初之气寒水；丑未年，初之气风木；寅申年，初之气君火；卯酉年，初之气湿土；辰戌年，初之气相火；巳亥年，初之气燥金。又有主客五运，主运每年自木运起，至水运终，岁岁如是。客运者，如甲己化土，甲己年为土运；乙庚化金，乙庚年为金运之类，每运主七十二日有零。而一岁以初运统之，主者主于内，客者行于外，主客运气流行天地间，则有亢害胜复之变，而人之灾病作焉。此言其略，详在《内经》耳。

然五行之火一，六气之火有二何也？丹溪曰：君火，人火也；相火，天火也。君火以名，相火以位。余窃谓不然。夫六气流行于天地间，为天人合一之道，但可以君相分体用，不可以君相分天人也。君火以名，仍当遵经作"明"，何也？盖光明洞彻者，火之体也，名之为君；温煦燔灼者，火之用也，名之为相。（批：《内经》原说君火以明，后人不解其意，妄改为名。丹溪又穿凿臆断，大乖经旨。今以体用分君相，实阐千古之秘，而传轩岐之心。）无用，则体无以行；无体，则用无以立。火之体用流行，四气从之而变，以成造化之功，一如君相之经纶天下也。然则将有所据乎？《内经》曰：心者，君主之官，神明出焉。缘心之神明，灵光炯炯，恰如君之正南面，而无为无不为，犹上天之载，无声无臭也。虽无声臭，实则主宰万机，神明莫测。故人之心火，名为君火，而其运用施为，生化气血者，相火之功也。相火虽寓于肾，而与心火贯通，良由同出先天混元之根也。自相以下，皆听命于君，故经曰：君明则下安。若心神恬静，则相火奉令而不妄动，气血安和无患。是故君火为体，相火为用，体用虽二，究其源，实则一火而已。天地之神明主宰，君火也；阳气之流布化生，相火也。所以六气之序，君火之后，次以相火，从体发用之意也。相火以后，次以湿土，火生土也。君火为少阴，相火为少阳，是阴一动而变阳，亦即从体发用之理也。是以六气变化之机权在火。故人心志感触，相火随机而动，一身气血从而运用流行，与天地之君相火动，四气随之变化而万物生成同其机括，是为天人合一之道也。（批：古来聚讼纷纷，今后方有定论。以下畅发天人合一之理，殆无遗蕴，而较《内经》尤觉简明。）

人与天地同根，故天地之阴阳，即人身之阴阳；天地之水火，若人身之血气；五行以配五脏；六气以配六经；二十八宿以合二十八脉；日月光华，犹耳目聪明；土石草木，如骨月毛发；雷电风雨，若声息涕泪；江河湖海，如血脉周流；骨节交会，若分野度数。自微而著，若合符节，而一身具太极之体，为一小天地也。所以六气亢害，则病外感；五志妄动，则病内伤。内伤外感之病，皆由六气阴阳偏驳所致。论其变状，殆难尽数；究其纲要，察其阴阳而已。经云：知其要者，一言而终，不知其要，流散无穷。然则察之奈何？试观六气之中，寒为阴邪，若伤人之阳经，则发热而又畏寒。畏寒者，阴邪之象也；发热者，阳经之征也。若寒伤人之阴经，则但畏寒而不发热，以阴邪在阴经，故无阳象也。如寒邪始在阳经不解，传里而变为热邪，此阴邪随人身之阳气而变也。若寒伤阴经，而不扶阳救本，以至吐利厥脱，此身中阳气，随阴邪而亡也。（批：阴阳变化微妙无穷，苟非深通经旨，焉能察识其端，自古如丹溪、景岳之称名家者，犹不能悟其至理而多臆说穿凿，况其下者乎？）又如火湿合气名暑，人感暑邪，若禀体多火，则暑随火而化燥，禀体多寒，则暑随寒而化湿。（批：时医不识暑必兼湿，见热投凉，使湿闭热伏，变痢变胀，而至危殆。观此，亦可以省悟矣。）此邪之阴阳，随人身之阴阳而变也。又如风邪伤人，在冬令成伤寒病，春夏时成风温病，此邪随时令阴阳而变也。或冬伤寒，至春发为温病，此邪因久郁而变也。或温病过服凉药，变为寒病，此因药气而变也。有内热而外反畏寒者，表阳被郁也。有内寒而外反发热者，虚阳发露也。以此推之，六气之变化无穷，要必随类隔反，察其阴阳而已。

然犹必知其要者，所谓六气变化，机权在火，如君相出令，天下皆从。（批：所以有君相之名）刘河间有见此理，故云六气皆从火化，以寒凉药主治。但此理止可论邪，不可论病。何故？盖邪气伤人，随人禀体而化。（批：要义毋忽。）如上所云，禀体多火，暑随火而化燥；多寒，暑随寒而化湿之类，故当随病审察。或不知此，而概施寒凉，岂不误哉！况天地六气之火，固易伤人，而人身君相之火，常相因为病。故东垣曰：相火，元气之贼也，火与元气不两立。此谓人身之火也。张景岳非之，云相火元气之本也，岂可谓之贼？此两说皆各有理，不可偏废。缘君火妄动，相火炽然，即忿欲等火也。欲动火炎，元气伤耗，故谓之贼《内经》云"壮火食气"是也。若心君安泰，相火奉令，默赞化机，阴阳和平，元气赖以生长，故为元气之本。《内经》云"少火生气"是也。东垣论其变，景岳道其常耳。（批：读书得间如此，方可论古。）是故外感之与内伤，或寒或热，必因人而变，虚实阴阳，参互错综，而治法随宜，不可偏执也。

若丹溪之论阴阳也，谓经言"一水不胜二火"，故云"阳常有余，阴常不足"，立论以滋阴为主。揆其意，以六气有君相二火，而寒水止一气也，遂谓阳有余而阴不足。张景岳非之，言世间五湖四海，水多火少，乃谓"阳常不足，阴常有余"，强引大《易》"扶阳抑阴"之言，立论以助阳为主。窃观两家之论，皆引经据典，各有见解，而冰炭若是，均非阴阳至理故也。（批：各执经义一节，而非全经之理，互相抵牾。）若求至理所在，焉有互异之见哉！夫六气皆阴阳所化，岂可执枝叶之短长，即谓根本之有余不足乎？《内经》言"一水不胜二火"者，论痹证阴阳偏胜之病，非论阴阳之理也。而况君相虚名，火本无二。（批：其病均也。）若以迹求，用阳燧照日，则火发；以锥锥木，则火出；金石相击，则火飞；煤者土类，而可代薪；海中夜有火光。是遍界有火，岂止二者而已。又如用方诸对月则水流，云兴则雨降；掘地则泉涌；黄河昼夜奔流而不竭。是水亦遍满世界也。固非水不胜火，亦非火少水多。经曰：水火者，阴阳之征兆，不过随感发现。如世之呼人者，呼张则张应，呼李则李应。孰为不足，孰为有余乎？（批：见得彻，说得透。）是两家之说，均为戏论，非有实义也。至于大《易》扶阳抑阴之言，尤当辨别，非可论医理也。盖《易》论治世之道，以阴阳喻君子小人，故必扶阳抑阴，使君子道长，小人道消，则世道治矣。然以阴阳喻小人君子则可，以小人君子喻阴阳则不可。何则？治世者，必尽除小人为善。若天地间，阴衰阳旺，已有亢害之灾，如阴尽阳孤，则万物不生，天地否塞，何有世界乎！人身阴阳，即天地之阴阳，一体无二。故阴阳偏胜则病，阴阳孤绝则死，以是见大《易》扶阳抑阴之言，可以论治世不可论治病也。医之治病，必先究明阴阳之理，此而不辨，何可论阴阳哉。世有诵丹溪、景岳之说者，或谓阳常有余，而用知柏为主；或谓阳常不足，而用桂附为宗。皆寻枝摘叶，非可论阴阳至理也。不明阴阳至理，焉知六气变化。不知六气之变，则其见解，必至于偏。或偏于阳，或偏于阴，则论证辨治，难期尽善，非如圣经之可万世遵守而无弊也。欲究六气阴阳之理者，岂可不溯流穷源，而后知常通变，以免偏执之害哉！羲圣画八卦，轩岐论六气，皆本阴阳太极，其体则同。（批：应篇首而辨其体用，义理俱尽矣。）而《易》经论治世，以扶阳抑阴为主，《内经》论治病，以阴平阳秘为宗，其用则不同也。用既不同，岂可引《易》注以论医理哉！（批：论景岳书后有论《易》理，更详晰也。）若以扶阳抑阴论医，则必至偏胜之害。世俗诵景岳者，每援《易》说以治病，目视云汉，自谓高古，不知蹈于乖僻，伤人冥冥之中，皆由食古不化，不明阴阳至理故也。

此篇当与后《太极发挥》《人身阴阳体用论》《论景岳书》《原痘论》等参看。则阴阳生化之道，天人合一之理，明晰详尽，无遗蕴矣。

或问：《内经》法天道之秘，以六气昭示后人，今论中云，火湿二气合而为暑，敢问火湿二气，作何安置乎？

答曰：大凡经文，要须活看，不可固执。无如经虽昭示后人，而后人之不明六气者久矣。盖经旨有论六气流行之理，有论六气为病之理，原有区别。（批：千古无人说破。）如云初之气风木，（二）君火、（三）相火、（四）湿土、（五）燥金、（六）寒水者，论六气流行之理也。如云风、寒、暑、湿、燥、火者，论六气为病之理也。自古多以暑为相火病，人莫敢违，是不知流行之理，与为病不同。故窃谓不然，而言火湿合气为暑者，经旨如是耳。试观《经》云：先夏至日为病温，后夏至日为病暑，暑与汗皆出勿止。盖温者热之渐，阳始充也，热者温之甚，阳盛极也。阳盛极则阴生，象乾卦之变姤，正当夏至节令也。经言水火者，阴阳之征兆。故火微则为温，火盛则为热；水微则为湿，水盛则为寒。是故阳盛极而阴生，即火盛极而湿生也。一阴生于夏至，其湿已动，湿虽动，而当相火司令，故言后夏至日为病暑，岂非表暑为火湿二气相合而成乎？所以流行之理与为病不同，用一暑字别之。若以暑为相火病，则夏至先后，皆相火司令，何独于夏至日而分异其名为温为暑，其故亦可思矣。（批：读经不明理，非徒无益，而又害之。）以其火湿合气而成，故病有阴暑阳暑之异。或禀质阳旺，或感受热多，则成阳暑病；或禀质阳虚，或感受湿多，则成阴暑病。如果暑为相火，火为纯阳，何有阴暑哉！其言暑与汗皆出勿止者，盖湿火蒸腾而作自汗，汗出则湿去，而火亦得泄。或止其汗，则湿壅而遏火不出，变证蜂起也。由是而知六气流行与为病，迥有不同，岂可徒执死句，而不活看以求理乎。盖六气者，即是五行，以火为阳，为五行主而有体用，彼四气相从而化，一如天下之听命君相，故分君相二火而成六气之名，其实一火而已。故其为病，则不能分君相，所以无君相之名，而仍称一火加一暑字，则与六气流行之名目已大不同。故又申说先夏至日为病温，是有火无湿也；后夏至日为病暑，是火湿相合也。使知火湿二气各为一病，火湿相合又为一病，名之为暑耳。（批：析理如是明彻，而犹不省悟，固执陈言，自以为是，真不足与言斯道矣，乃先生反复剖陈，惟恐人之不悟，具见婆心恳切为何如哉。）

良以六气流行，即阴阳之进退消长，其偏旺偏衰之气，错杂不齐，如声韵之有缓急高下。以故分为五行，列为六气。正如声韵之有节奏，方可循序调和，以归于平，此圣人法则天地，而为参赞化育之制度也。由是言之，则六气流行，本来一贯，既不可一一划分，又不可混而无序，亦造化自然之理。今问火湿二气合而为暑，火湿作何安置者，谓如竹木二物，合成一器，则竹木更不能各为一器，故云作何安置乎？然则六气流行，果如竹木之各为一物乎？抑本来一贯，不可划分彼此乎？请再思之。

又问：岂不见仲景云，太阳中暍者，白虎汤主之。白虎但能清火，而无去湿之药，则暑非必有湿明矣。

答曰：甚矣，子何固哉，余所论者是暑气，非谓暑病也。暑气为火湿相合而成，至其伤人，则又随人禀质而变。子岂不见余前论中云，若人禀体多火，暑随火而化燥乎？燥火合气，正为白虎之证矣。若禀体多寒，暑随寒而化湿，寒湿合气，岂白虎汤所宜哉！是故暑门古方，有大顺散、冷香饮等辛热之剂，又有六和、正气等温燥之方，又有桂苓饮两清湿火法，皆为补仲景书之缺也。且如仲景云：太阳中热者，暍是也，身热而渴，白虎加人参汤主之。此言太阳中热，又身热而渴，是火盛化燥之证可知，故主以白虎。其前条云：太阳中暍，发热恶寒，身重而疼痛，其脉弦细芤迟。试问身重疼痛，脉又弦细芤迟，是为有湿乎？无湿乎？其脉症如此，可用白虎乎？抑不可用乎？

略知医理者，亦必能辨矣。此条仲景未曾有方，良因其书残缺之故。后贤谓宜清暑益气汤，亦可以备采。然书虽残缺，即此两条观之，一为火盛之暑病，一为湿重之暑病，病随人之禀体变化，而暑之一气，为火湿相合而成，不尤显然可见乎？（批：读书不顾上下文，虽多何为？）既引仲景之书为证，何故但举次条之白虎，而不察上条之"身重疼痛，脉细"之湿证乎？呜呼！人之聪明知识有限，而事物之义理无穷，所以古人孜孜穷理，白首不休，以能问于不能，以多问于寡，虚心体究，不敢自足。凡聪明博洽者，莫不自负，自负必自用，苟有一毫自用，则反蔽其聪明，不能彻悟其理矣。（批：愚而好自用，以其好自用所以成其愚。能知义理之无穷，则不敢自是，此舜之所以为大智也。）况余浅陋，更不敢自信为是，偶以一得之愚，窃欲发明经义，聊补古所未备，而以人微言轻，不能取信于世，固其宜也。然而言之是理非理，以天下之大，必有能辨之者，更望高明君子再加批驳，以期大明斯道，俾开茅塞，实为幸甚。若不体会至理，而执一己之见，以争胜为能，非为明道起见，则亦毋劳费辞矣。

或曰：经文"先夏至日为病温，后夏至日为病暑"，其上文还有"凡病伤寒而成温者"一句，今子断章取义，果能尽合经旨乎？

答曰：呜呼！此正经文妙处，欲人隅反之意。盖谓夏至前纯阳之气，则名温；夏至阴生湿动，与相火合一，其气已变，则当名暑。即使其人初伤寒邪，而过时发作，其邪已随时令之气变化，必当从时令而名其病，先夏至名温，后夏至名暑。然则其所伤本非温暑，而发作于此时者，且当从时令以名病，则其感温、感暑者，岂反不应从时令之气以名病乎？此举反面托正意，则辞省而理愈显且确矣。惜乎后世，少能领会，各逞臆说，辜负经中妙义者，不亦多乎？

又问：论中云，燥金之气，由风寒、风热所化，考《灵枢》《素问》、越人、仲圣，无此明文，想必有所本而论，请示之。

答曰：此言六气，由阴阳变化而得名，原是经中秘旨，而不易领略耳。窃恐世之论六气者，或作六种之气，如物之各为一物，则不能会通其理矣。而不知名虽有六，实则阴阳二气之进退而已。阴阳之进退，太极之一动一静而已。（批：此篇当与"太极五行发挥"及论景岳书末篇参看，则阴阳升降变化之道可洞悉也，良由先生学充识精，故能息之深深，达之亹亹，使读者豁然心目，毫无障碍，尤能于《内经》及《伤寒论》中。古来多少名家所不能注解者独开法眼，明白诠解。其开人聋聩，裨益后学，宁有涯涘乎！）夫太极动而生阳，则阳进阴退，动极则静。太极静而生阴，则阴进阳退，静极则复动，循环无间也。阴阳者，太极之用也。太极者，阴阳之体也。进者，其气进长，发其生化之用。退者，其气退缩，归其太极之体也。自静极而动，则一阳生于至阴之下：䷗，名其节曰冬至，谓当冬令阴极之际，而一阳复至也。阳生于下而渐进，则冲激在上之阴而阴寒愈厉，故冬至后天更冷，而有小寒、大寒之节。此时已二阳生于下矣：䷒，阳气渐进而微动，则为风，名曰风木，象木之萌芽也。故风为阴中之阳，而风木之气，从大寒节始也。既而至于四阳下生：䷡，则阳旺阴弱，暖气冲融，如火始燃，名曰君火。君火之气，始于春分节也。既而六阳皆出：䷀，阴尽归藏，如火发焰，名曰相火。相火之气，始于小满节也。火之始燃，其体则静，象君之神明端拱南面无为也。（批：解"君相"二字，精当之极。）火之发焰，其用斯张，若相之出其经纶，利济天下也。故当此时，万物茂盛。而太极动极则静，一阴生于至阳之下矣：☷，名其节曰夏至，谓当夏令阳极之际，而一阴又至也。阴生于下而渐进，则冲激在上之阳而阳焰愈炽，故夏至后天更热，而有小暑、大暑之节。此时已二阴生于下矣：☶，阳盛于外，阴长于内，故暑为阳中之阴。夫阳气微动，则为风，阳气既旺，则为火；阴气微动，则为湿，阴气既旺，则为寒。二阴在下，阴气尚微；四阳在上，阳气犹旺。然阴气虽微而日进，故湿气上蒸，名曰湿土，谓湿由土中而升，与雨湿之自上降者有别也。湿土之气，虽始于大暑节，然当相火司令时，一阴已生于下，而湿早动。至二阴生时，湿盛上蒸。三阴生时：☷，阴阳两平，各守其位，故热轻湿敛。然犹名其节曰处暑，谓当此处，犹有余暑也。由是观之，益可见暑为火湿合气而成也。既而至于四阴下生：☵，二阳在上，则阴旺阳微矣。微阳上动为风，盛阴下凝为寒，故湿收而反化燥，名曰燥金。燥金之气，始于秋分节也，盖阴阳进退，旺者操权，微者从之而化。阳性动而施泄，阳旺，则阴从阳之施泄而散漫化湿。阴性静而翕阖，阴旺，则阳从阴之翕阖而凝敛化燥。（批：变化之妙，皆出阴阳自然之性，非圣人设卦垂象，安能明其理哉？然又难与贸贸者，道也。其风寒、风热合而化燥，原由阴阳偏胜所致，故言其变则有六气之名，究其理，不过阴阳进退而已。天地阴阳之气有常变，而人身之气必相应，知乎此而后方可言医。）故如季冬之二阳在下，四阴在上，风动于下，寒凝于上，其阳从阴而化燥，则水冰地坼。特因阳气渐进，以进者为主，故不名燥而名风也。仲秋二阳在上，四阴在下，风动于上，寒凝于下。亦阳从阴而化燥，故万物坚干。以阴气渐进为主，故不名风而名燥也。（批：其所以名风，所以名燥，皆各有妙理。

千古无人领会，而先生独得慧解，非具凤根，亲承轩歧之教者，岂能若是乎？）又如仲春之二阴自上而降，则多雨水，季夏之二阴自下而升，故多蒸湿。观此，尤可见阴阳升降、变化燥湿之理也。仲春阳旺于下而上进，则渐暖，遇雨则冷，以阴冒于阳也。仲夏阳旺于上而渐降，反多热，以阴气上逼也。阳气旺而微阴冒之、逼之，则郁勃奋发而为雷，故春夏多雷。自阴阳两平，以至阴旺，则阳渐伏藏，不能奋发，故秋冬至春初无雷。偶或有之，由客气之偏所致也。知此，亦可辨验人之受邪，自上自下之异耳。（批：天地阴阳由升降而变，人身阴阳由强弱而变，故同中有不同，正见阴阳变化之妙，岂浅陋所能测哉。）但此言阴阳进退之气也。若人身中，阴旺则多寒，能受热药，阳旺则多火，能受凉药；阳虚则易生湿，阴虚则易变燥，又自不同。故六气流行以为病，固当区别，而人之禀质各殊，其变化莫可穷尽矣。凡物遇湿则腐，遇燥则坚。坚者莫若金，所以燥气名金也。当此之时，二阳上动为风，或遇客气之二火加临，则凉风变为热风。然四阴下旺，凝而不动，不能从阳化湿，而热风上冒更益其燥。故予"云燥气由风寒、风火所化"，正是经中秘旨也。（批：六合之内，万物之理不出乎《易》，按《易》理而论阴阳六气之变化，是为不易之定论。）既而六阳归藏：䷀，阴盛如水，则凉变为寒，名曰寒水。寒水之气，始于小雪节也。六气既周，而成一岁之序。由是观之，则六气本阴阳所变化，其名虽六，实则阴阳二气之进退而已。（批：散之则万殊，合之为一本。）阴阳进退，太极之一动一静而已。经论虽无明文，而义理未尝不在其中。良以医经、《易经》，同出阴阳太极之源，所谓"前圣后圣，其揆一也"，岂有二理哉。

且六气流行以为病，经旨原有区别，而人多忽之。即如燥金流行之气，则列于秋，至其为病，则秋时固多燥病，亦有风寒湿火之病。（批：既知其常，须通其变。）即非秋时，亦有燥病，如风寒、风热之所化也。其所以然者，主气有常，而客气变换，以客加主，参差错杂，则变化出矣。盖主气出于地，地静而不动，其气升降而有常；客气降于天，天动而转旋，其气运行而变换也。然总不出阴阳进退，偏旺偏衰之理耳。孟子曰：可与人规矩，不能使人巧。《内经》列六气，亦不过示人规矩而已。夫湿土旺于四季而主于中，按照流行次序，在大暑节交湿土之气，得六十日有奇。其实旺气用事，亦不过十八日，经以六气配一岁之序，则不得不然。究其阴阳进退之机，则湿已动于夏至阴生之日，其时正犹相火司令，而湿动气变，故经特表明，言"先夏至日为病温，后夏至日为病暑"。（批："先夏至病温，后夏至病暑"，人多不能领悟其旨，先生示以卦象阐发靡遗，真成铁板注脚，诸家之论可废矣。）后世不明经旨，死守规矩，因相火司令，遂以暑为相火病，殊不思夏至前，亦相火司令，何以又名病温乎？既而执泥不能融会，遂亦不察土旺四季，而以湿土之气，行于秋令。乃有秋之前半截伤湿，后半截伤燥等臆说，实足令人捧腹。盖以岁时验之，夏至后潮湿大盛，其时相火司令，尚有一月；立秋后潮湿即收，其时湿土司令，尚有一月。由此观之，则不相应，岂可拘执乎？若按阴阳进退之理，以审气候，如合符节。盖五月夏至，一阴生于下，阴弱阳旺，则阴从阳而化湿。七月立秋，三阴生于下，阴阳两平，各守其位，则不化湿，而潮气即收。八月四阴下生，阴旺阳弱，则阳从阴而化燥矣。故经言"夏伤于暑"，则火湿二气已括于中；其言"秋伤燥""冬伤寒""春伤风"，则四时六气，义已完全。如是参究各篇经文，互相印证，自可灼见不易之理也。

又如今年夏至前，非常酷热，夏至后六月反凉，立秋后又热，与往年大异，何也？（批：因其明于阴阳升降之理，主客常变之道，故其论天时气候确凿不易，非固执死句者所能知。）盖今年丙戌，寒水司天，夏至前六阳尽出，恰遇寒水客气加临，盛阳被遏，不得宣泄，人在气交中，故觉非常之热。迨夏至后阴生于下，而阳渐退，则寒水客气乘势而下，故六月反凉。至立秋后，三阴下生，阳气更退，何以反热？因寒水客气已退，风木客气加临，虽止三阳在上，而风助火势，阳气复振，故反热于六月也。由此观之，主客六气流行，必当参合阴阳进退之理，则固有确然可验者，或固执不能融会，虽熟诵经论，亦何益哉！

又问：论中云：或冬伤寒，至春发为温病，此邪因久郁而变一说，亦出于程郊倩、周禹载而起，是否邪之久郁而变耶？（批：善待问者如撞钟，扣之以大者则大鸣，扣之以小者则小鸣，尤能罕譬而喻，使愚夫愚妇亦可与知与能。先生真善于说法者矣。）

答曰：人禀天地之气而生，故人身之气，与天地贯通，若鱼之在水也。天地阴阳之气有偏，或致阻遏人身之气不调而病，如鱼之遇秽水也。夫气机既窒，则阴郁而成痰涎，阳郁而变壮火。其所感之邪，因郁而变，实有多端，莫能尽悉。或随人身之气而变，或随时令之气而变，随感而变，或久郁而变，或竟不变，均无一定。大抵由人之禀质，阴阳强弱不同，邪之感受轻重不一，故参差如是也。即如伤寒传里变热，此邪随身中之气而即变者也；如寒入阴经而即吐利厥逆，此邪之不变者也；如或久伏不发，因时气触引而病，此邪随时令之气而变也。以此推之，难以尽述。夫寒为至阴之邪，且能郁而变热，则彼五气更可知矣。经曰：风者，善行而数变。刘河间言六气皆从火化，

14　中医非物质文化遗产临床经典读本

良以风火为阳而性动，或遇拂郁，则各气从之而变化也。（批：变化由于阳性之动，故曰"动则变，变则化"，先生固已言之矣，世皆诵之而不识，何哉？）

又问：经云：冬伤于寒，春必病温，是言伏气为病。后世作冬伤寒邪，伏藏至春发为温病，是亦穿凿。试观《四气调神论》云：冬三月，此谓闭藏，水冰地坼，无扰乎阳。逆之则伤肾，春为痿厥，奉生者少。又曰：逆冬气，则少阴不藏，肾气独沉。与冬伤于寒，同义互发。大抵为本身之气受伤，则"伏邪"当作"伏气"为是。盖经统论其理，原属浑融，不可穿凿也。

答曰：详"冬伤于寒，春必病温"语意，属于外感；《调神论》所云属于内伤，如云"冬不藏精"是也。各有义理，未可同论。即以两处经文，比而观之。彼曰"冬伤于寒，春伤于风"，此曰"逆之则伤肾""逆之则伤肝"，夫伤寒、伤风，岂非外邪之病乎？伤肾、伤肝，岂非内伤之病乎？经旨原各不同，文义如是明显，而不循理直解，反欲索诸隐僻，是道在迩而求诸远，惑之甚矣。（批：读古圣书，一章一节、一字一句，必当细细深玩，方能领悟言外之意，意外之言，贯串明通，毫无障阂。若囫囵读过，遗前失后，漏义必多。观答问数条，益见先生学识兼到，彼管窥蠡测者，能不退避三舍乎？）又观《生气通天论》云："春伤于风，邪气留连，乃为洞泄。"而至"冬伤于寒，春必温病。四时之气，更伤五脏"一节，既曰"邪气留连"，又曰"四时之气，更伤五脏"，则尤确指外邪为病矣，岂可与《调神论》之论内伤者，混而不分，将使后学作何准则乎？且言伏气为病，不如言伏邪为病切当，何也？盖气者，邪正之总称。醇和者，名正气而养人；驳杂者，名邪气而病人。能病人者，皆当名邪，不独天地之气为然，即如七情妄动，人身元气因而化火为病，即名邪火也。若言伏气为病，则天地人身之气皆流行不息，又何能伏乎？况人禀天地之气以生，赖天地之气以养，则气岂能病人乎？其病人者，必是驳杂邪气可知。始感时本元未困，则邪伏不觉，既久而邪势鸱张，则病发矣。余故曰："不如言伏邪为病切当也。"

又问：论中相火寓肾一语，虽古今论之凿凿，窃谓无异议乎？抑确有其寓而非寄于肾乎？

答曰：君火、相火同出先天浑元，浑元既判，而为阴阳，卦象乾南坤北；阴阳相交而变水火，卦象离南坎北。离象人之心，坎象人之肾，自古谓"相火寓肾"者，指坎中一阳也。然观象则然，论理未尽然也。（批：不泥法象，不囿旧说，非见道者不能。）何故？盖虽有君相之名，而实止一火，不过有体用之分耳。当寂然不动时，惟灵光炯炯，一无所为，则但有君火，实未见有所谓相火也。若七情乍动，相火立现，如欲动则外肾举，怒发则肝气逆之类，难以悉数。是相火随君火而动，无处不到，则又不可凿言在肾也。（批：亘古所未道，是故君火为体，相火为用，而用从体发，尤可灼见天人合一之理也。）更如寐中，君火下潜，而子后阳兴，则随天地之阳而动，可见其与君火同出先天浑元者也。呜呼！由此观之，相火之来历寓止从可想见，究其本体，实止一火而已。（批：见其用，不识其体，则寻枝摘叶而治病，莫知纲要矣。）后世不察，又分雷火、龙火，名目愈多，益滋繁惑。是见其用有多般，而不识其体一也。

又问：论中有"土本先天太极之廓"一句，余遍考《黄庭》《同契》①《悟真》及群仙记载所及，皆曰：说到先天一字无，则

---

① 《同契》：原作"契同"，据《周易参同契》书名改。

此土从何而基，乞统示之。

答曰：此说已先有疑而问者，其义已详《太极五行发挥》矣。至于仙家作用，从后天施功，逆返先天，故云"说到先天一字无"。其先天到后天一段事，置而不讲，但言"虚无生一气，一气产阴阳，阴阳变三物，三物生万物"而已，故人未知其详也。自后天而返先天，既有去路，则必有来路，来去虽不同而同归一路，所以有形生于无形，同出一源。先天转为后天，却非二理，故后天之土，反为先天太极之廓也。

## 太极五行发挥

前篇《六气阴阳论》中云：土本先天太极之廓，为后天万物之母，故通贯四气而主于中也。世多疑之而问曰：先天太极，浑然无形，自天一生水，至第五方生土，则太极信为五行之廓，乃反以土为太极之廓，得非悖于理欤？

答曰：太极为五行之廓，其理显而易见，土为太极之廓，其理微而难知，无怪乎骇人耳目也。夫太极为五行之廓者，生物之道也。（批：十句包括一部《易经》。）土为太极之廓者，成物之道也。以无形该有形，则太极为五行之廓；以有形该无形，则土为太极之廓矣。理气有回环，故生成有顺逆耳。（批：夫下士闻道则大笑之。世重名利，而轻性命，虽竭精疲神，甘之如怡，骤语以生成妙道，焉得不骇人耳目哉！）

试观太极动静，而生阴阳；阴阳相交，而分四象；四象互交，而成八卦；八卦交易，而成六十四卦，则阴阳变化之道尽矣。何故又以四象加土，而称五行？为因六十四卦，备论阴阳变化之用而略乎体，惟五行则阴阳体用俱该，而万物生成之道，尽在其中。何以见之？盖五行者，即太极之一气化而为五：⊕，流行不息，故名五行。五气流行，生成万物，故物物禀五行之气，而物物具一太极。太极无形，以无形之气生有形之物，则太极为五行之廓。及其成物，则无形之气寓于有形之中，则土为太极之廓矣。自无形而至有形，则分为亿万太极，而莫可数计。自有形而归无形，则仍为一个太极，而浑然难名。此太极神化之妙用也。

然则五行有形，而太极无形。无形寓于有形之中，何故独以土为太极之廓乎？盖水火木金，各得一偏之气，故各应东西南北，各主春夏秋冬。惟土则通贯四行而居中，故独为太极之廓也。万物由五行化生，而四行皆禀气于土，则土所以又为万物之母也。良以阴阳虽判，而太极之体，即具阴阳之中；四象虽分，而太极之体，即具四象之内。所以加土称五行者，以表土中即太极之体所在也。是故五行相生，循环无间者，以太极浑然之气流行乎中也。（批：天机妙理，发泄无余。）浑然之气无形，而土居四象之中，通贯四气，以显太极之用。故其成物，则土为太极之廓，而浑然之气即寓于中矣。若夫天一生水，至五而生土者，此表阴阳生成之道，以数之奇偶①相配也。若仅作先后次序解，则失其旨矣。试思五行相生，自水生木而至土，土生金，金又生水，如环无端，孰为先后乎？盖奇数为阳，偶数为阴，生数尽于五，成数尽于十，十之后，仍起于一，循环无间，故阴阳生成之道，周流不已也。

所云天者，太极先天，浑然不可名状，太极动而生阳。阳者，一也，为气。气中含水，阳生阴也，故曰天一生水，即太

---

① 偶：原作"耦"，二字通。《左传·桓公六年》："齐大，非吾耦也。"

极静而生阴也。一既生水，阴阳判矣。阳气上浮为天，阴精下凝为地，名后天也。阴精下凝而含火气，故曰地二生火。夫生数尽于五，则成数始于六。生于阳者成于阴，生于阴者成于阳。故天一生水，地六成之。而六为老阴，老者，谓其为阴之母也。阴生阳，老生少，故地二生火，天七成之。而七为少阳，阳又生阴，故天三生木，地八成之。而八为少阴，阴又生阳，而少者老矣，故地四生金，天九成之。而九为老阳，盖一阳生于太极，故至九而老。一生水，水为阴之母，而成于六，故六为老阴。老生少，故八为少阴，天一之阳，如芽始萌，至七如少壮，至九如老干，亦如人物之老而成实也。阳动则阴随，故一阳动而水即生，良以阴阳互根于太极，故太极动而生阳。动极而静，阴已生矣。阴阳相生，则四象具而配四时，以成造化。造化既成，生理周矣，必返乎本。故天五生土，地十成之，是返太极之本体也。余故言八卦但明阴阳之用，而五行则阴阳体用俱该，万物生成之道，尽在其中。由是而知水、火、木、金之能生成万物者，全赖土之融洽乎中也。土之所以能融洽四气者，以土中有太极之体在也。（批：土中有太极之体在，则上为太极之廓矣。一经道破，理固显然，又何疑哉。）是故阳数尽于九，阴数尽于十，则仍归太极之体。既归以后，则又动而生阳，静而生阴，循环不息，故万物生化无尽也。

试观《洛书》象止于九，表阳成之数也；《河图》象止于十，表阴成之数也。阴阳生成之数全，则太极之用尽而复归乎体也。故十之后，仍起于一，一即十，十即一也。百千万亿，亦即一也。一者，乾之元阳也；七者，乾之少阳也；九者，乾之老阳也。故乾卦有☰奇。《洛书》体圆以象天，故曰乾为天。六者，坤之母，阴也；八者，坤之少阴也；十者，坤之至阴也。故坤卦有

▦偶。《河图》体方以象地，故曰坤为地。而元阳育于至阴之中，故言十即一，一即十也。而十后起一者，即太极再动而生阳也，亦即复卦▦之一元动于至阴之下也。自复而至乾卦▦者，表重阳之象也。经曰："重阳必阴"。故乾以后而变为姤：▦，阳极则阴生，太极动极而静也。自姤而至坤卦▦者，表重阴之象也。经曰："重阴必阳"。故坤以后而仍为复，阴极则阳生，太极静极而动也。斯阴阳进退消长，即太极之一动一静也。（批：层波叠浪，妙义无穷，文同转环，若天衣之无缝。）是故返而究之，则▦止有三，三止有一。奇中有偶，偶中有奇，奇偶合璧，无非一个太极，浑然不可名状者也。

太极初判而为阴阳，卦象乾南坤北，称为先天八卦，谓此卦体即是太极。太极在天地之先，故名先天，非谓乾坤为先天也。阴阳交而生水火，卦象离南坎北，称为后天八卦，谓此卦象成于天地交泰以后也。自天一生水，至天五生土，而五行始生，则太极为五行之廓。自天五生土，至地十成之，则五行成质，水、火、木、金，各主一方，土贯四行而居中，则太极浑然之气，寓于形质之内，岂非土反为太极之廓乎？形质既成而为物，故物物具五行太极，而分为亿万无数之太极。生理既周，必返乎本，则形质消散，而浑然之气，复归大冶，仍为一个太极。呜呼！此太极之神化，岂不微乎妙哉！或泛泛于文字间，而未悟其理，无怪乎一闻"土为太极之廓"，则骇然以余言为悖理也。

或又谓"天一生水"，故万物先生水。竟将"天一"之"一字"，作"第一"之"一会"矣。而不知水从气出，太极动而生阳，阳气动而水始生。一者为奇，是阳也，非第一之谓也。试观春夏阳亢欲雨，必先发雷，秋冬阳降无雷，亦必地气动而燠暖，则云腾而雨，又如人之怒极，则悲泪随至，皆为阳动水生之征，亦为格物之道也。

问曰：天五生土，地十成之，则太极之用尽而复归乎体，既归以后，则又动静而生阴阳。然则五行既已成质，太极浑然之气，寓于形质之内，何以见又动而生阳，静而生阴耶？（批：民可使由之，不可使知之，苟非悟道，谁能无惑？）

答曰：若非又动而生阳，静而生阴，则物之小者，何以能大而又生子？人之幼者，何以能长而又生人乎？夫形质虽有生成消化之变迁，而生生之气何尝一息之或间哉。当知万物化生，虽出阴阳五行之陶冶，实由浑元一气之转旋，气凝而成质，质消还为气。气无形而质有形。有形者，后天万物也；无形者，先天太极也。先天后天，所以生化不息者，盖有主宰之理存乎其先也。（批：更上一层楼。）朱子所谓"性即理"也，天以阴阳五行，化生万物，气以成形而理亦赋焉是已。此"天"字，指太极先天，为阴阳所从出，故云天以阴阳五行，非谓天地之天。天地为两仪，即阴阳也。后世浅见，或谓朱子所云"性即理"为非，而不知在天为理，赋物为性，同出而异名耳。自先天而降于后天，则为命，一如君命之下逮，故曰天命之谓性。盖言此理，自太极先天下降而赋于人则谓之性也。（批：性理精微，原非俗学所能窥测，徒恃博洽肆议，先贤是亦妄人而已。今为剖析，明如指掌，不独为朱子功臣，诚可解后世之惑。）故朱子言命，犹令也；性，即理也。是以先天名理，后天名性命者，统先后天而言也。若论生化之迹，则气在形先，而理又在气先。究其极，则本末一贯，而又难分先后也。形质虽万殊，而理气则一。是故有形生于无形，同出一本；先天转为后天，非二理也。故曰：民吾同胞，物吾与也。非喻言也，是实理也。《易》曰：

君子黄中通理，正位居体，美在其中，而畅于四肢，发乎事业，美之至也。此表人为万物之灵，具太极五行之全体。众人或蔽于私，而不克全其所赋；惟君子禀中正土德，通达乎天赋之理，而克全太极之体也。孟子曰：万物皆备于我矣。以万物尽出于太极，而我具太极之全体，则万物之理，皆备于我矣。万物备于我，则美在中，而畅于四肢，发乎事业，岂不美之至哉。夫黄者土色，中者土位，以土居太极中正之位，即为太极之体所在，而土实通乎主宰太极之理，故曰黄中通理也。（批：解得"黄中通理"四字，的确不移。）自理而太极阴阳五行，以至于土，土又上通乎理，此即本末一贯之道也。（批：在天名理气，赋物名性命。理气为先天，性命为后天，题旨发挥已尽。）人禀太极之气为命，理为气宰，故性为命之主也。由此观之，则土者，上彻先天，下贯后天，融会性命，而为太极之廓，万物之母，岂不重哉！

或曰：《易》注言正位居体，是虽在尊位而居下体，释裳字之义也。今子云：正位居体，即为太极之体所在，果合经旨乎？

答曰：注疏以阴阳消长，喻世道盛衰，故推事义以释《经》。余论太极五行之理，自有不同。试思黄中通理，正位居体，既中且正，岂非谓土德通乎天理，而居太极之正位，即为太极之体所在乎？盖卦以乾为天，坤为地，故又以乾比衣、坤比裳，以表上下之象，非谓其有尊卑也。然就吾人居处观之，天在上，地在下。若究其极，则天气转旋，包乎地外；地居天中，凝而不动。其形如卵，固无所谓<sup>①</sup>上下也，昔贤论之详矣。卦以上下分乾坤，余以黄中证太极，各有义理所在也。且论《易》者，

---

① 所谓：原作"所为"，石印本作"所谓"。"为"通"谓"。《韩非子·外储说右上》："太子怒，入为王泣曰。"

必谓阳尊阴卑，而当扶阳抑阴，是论治世之道也。治世必以正人为先，故以阳喻君子，阴喻小人，而当扶阳抑阴。乾坤为阴阳父母，以乾比君德，坤比母仪。而世之最尊者惟君，故言阳尊阴卑，非圣人画卦意也。卦表阴阳进退消长之象，以明万物生成变化之理。夫一阴一阳之为道，则阴阳贵平，非固有尊卑而当扶之抑之也。朱子云：文王、周公，分为六十四卦，添入乾、元、亨、利、贞等，早不是伏羲之意。及孔子纯以理言，而作《系辞》，以元、亨、利、贞，为乾之四德，又非文王之《易》矣。由是观之，窃谓夫子不过据象以明理，语浑意深，包括甚广，不仅为逐爻释字义也。（批：《赤水玄珠》得之象罔，则泥象者犹失之，况欲在字句上求《易》理，亦如缘木而求鱼也。）朱子又云：学者读《易》，于言上会得者浅，于象上会得者深，可见《易》理之源在象。象者，尚无文字语言，况执一字一句，安可论《易》理哉！

问曰：五行相生，谓由太极之一气流行，然又相克者，何也？

答曰：相生者，各以生气相助也。克者，制也。五行相生不息，倘无节制，则但有发泄，而无归藏，则生气竭矣。故水、火、木、金，各相节制。而春、夏、秋、冬，自成生长收藏之造化，然赖土之一行，融洽乎中，以成四行之功。故土旺于四季而为春、夏、秋、冬交接之过脉也。假如木生火，火太过，不但克金，木亦自焚。《阴符经》所谓"火生于木，祸发必克"是也。水能制火以生木，故火太过，则当益水以济之，余可隅反矣。所以水、火、木、金，各偏一气，全赖土气通贯融洽，使之相生相制，以归于平，则无偏胜之害。稍或参差，即有太过不及，而胜复之变出焉。五行参差，则阴阳偏驳，而天地生亢害之灾，人物婴非常之疾，故《内经》论五行胜复之道甚详。又曰：必先岁气，毋伐天和，教人防患于预也。

问曰：数起于一，止于十，故天干之数十。而地支有十二，何也？

答曰：此表阴阳五行相生相成之理也。天一生水，地六成之。则生者始于天，故曰天干；成者始于地，故曰地支。干者杆也，支者枝也。谓始生杆，而终成枝也。盖甲为阳木，阳生阴，故乙为阴木。阴生阳而木生火，故丙为阳火。阳生阴，故丁为阴火。阴生阳而火生土，故戊为阳土。阳生阴，故己为阴土。阴生阳而土生金，故庚为阳金。阳生阴，故辛为阴金。阴生阳而金生水，故壬为阳水。阳生阴，故癸为阴水。阴水又生甲之阳木，故天干十也。水、火、木、金，性各相反，以土居中，融洽四气，使五行相生。相生者，谓彼此和协其生气，若相养相助之意也。非谓木必从水生，火必从木生也。若以木必从水生，则木固生于土，如水过盛，木反萎矣；若以火必从木生，则石中之火，又从何来？此别有妙理，非片楮能尽。余于《六气论》中，言水火遍满世界，已发其端，请格物者试思之。（批：用而不发，非故隐也，以非言语所能形也，故曰：天何言哉。四时行焉，百物生焉，其理安在，惟人神悟而已。）若五行始生，本太极一气所化，及五行成质，而土贯四行。如亥子水也，贯以丑土，乃成寅卯木；贯以辰土，乃成巳午火；贯以未土，乃成申酉金；贯以戌土，乃成亥子水。故地支有十二也。以是见五行之相生相成，实由土之融贯使然，已不可执泥木从水生、火从木生之说，而况更有妙理具于中乎！夫天一生水，地二生火，可见火固非从木生也。（批：确据可证，非同臆说。）地二生火，亦不过言其发现之序，犹未明其所以然之妙理也。若土之能融贯四行者，以土中即太极之体所在，益可见五行由太极一气所化也。

曰：天一生水，是阳动而水生，则五行始于水也。今天干始于甲木，何也？

答曰：天一生水，天三生木。天一之"天"，是太极先天；天三之"天"，是已分天地，为后天矣。后天之阳始生木，天干表后天之理，故以甲木为始也。

曰：地支起于子，何也？

答曰：乾之元阳，育于坤之至阴。故甲之阳木，孕于亥之阴水。既生，正与子之阳水相配，故首甲子而终癸亥也。

曰：又有所谓甲己化土者，何也？

答曰：试观草木，自萌甲而枝叶花实，逐渐变化，胎卵湿生亦然。良由阴阳五行之气所变化也。以阳遇阴、阴遇阳，皆相从而化。犹如男女构精，又生男女之理也。故甲之阳木遇己之阴土，则化土；土生金，故乙庚化金；金生水，故丙辛化水；水生木，故丁壬化木；木生火，故戊癸化火。是阴阳又生阴阳，五行又生五行，此物理之所以生化无尽也。夫天干有变化，而地支无变化者，以天道动而转旋，动则变，变则化矣。故物之生成由地气，而变化由天气。但天地阴阳本一太极，虽生化无穷而又不能分析。如天为阳、地为阴，而天中又有阴阳，日月是也；地中又有阴阳，水火是也。日中可取火，月中可取水，则日月又为水火之父母，阴阳之精气也。故天体虽包地外，而气贯地中，升而为云，降而为雨，斯即变化之征，以见天地阴阳互根互交而不能分析者也。

曰：然则地支无变化，而有冲合，何也？

答曰：地道静而不动，故十二支限于方隅而无变化。其冲合者，以位相并则合，子丑、寅亥、卯戌、辰酉、巳申、午未为六合也。位相对则冲，子午、卯酉、寅申、巳亥、辰戌、丑未为六冲也。此占家用验吉凶，无涉于医，故《内经》不论。盖水、火、木、金，位相对而性相反，故冲克也。辰戌、丑未，位亦相对，因水火木金之冲而冲者也。然水、火、木、金，虽赖土气融洽，而土性凝滞，亦借水火木金之冲动，而后能随天气之变化以为变化，得成生物之功。此干支虽表后天阴阳生化之道，亦莫不由太极之一动一静。余故曰："先天转为后天，非二理也，不亦信哉。"

（元）按：东垣本《内经》脾胃论，推广其义，而立补中调中等方。吴门叶天士，言脾阳宜升，胃阴宜降，东垣详于治脾，略于治胃。乃设通补阳明，滋养胃阴等法，补东垣所未备。两先生诚见土为万物之母，后天之根本也。今观先生"土为太极之廓"一语，又为亘古所未闻。直溯夫先天性理，而阐《河》《洛》《羲易》之蕴，发挥阴阳五行生成变化之妙，殆无遗义，如示诸掌。呜呼！今而后始知土之为土，乃吾人性命之源，顾不重哉。苟悟其旨，则昔人"补脾不如补肾""补肾不如补脾"等说，皆为蛇足矣。

## 人身阴阳体用论

人生与天地同根，阴阳之理，原无二致，但各具一形。（批：此篇需与第四卷"原痘论"参看。）若不察其体用偏胜厚薄之异，焉能识其迁流变化，以至疾病之因，故不可不究其源而详辨之。当人赋形之初，一灵孕乎太极，而主宰于中，所谓性也；太极者，浑然一气，所谓命也。太极动而生阳，静而生阴，阴阳既判，太极泯焉而不见。虽不可见，而实不离阴阳之中，乃为阴阳之体耳。阴阳动而为寒热，变而为血气，动而变者，皆阴阳之用也。阴阳之体，兆于赋形之先，故名先天。阴阳之用，以成血气形质，故名后天。原其体则浑然而莫可形容，论其用则迁流变化生生不穷。（批：浑然之体即命蒂也，必气定息微，返观内照，而后有觉。学道者方能非常人所知。庄子云：至人之息以踵，此之谓也。虚谷注）以其生化迁流，而有屈伸进退。故人禀质，各有偏胜强弱之殊，或有阳胜阴弱者，或有阴盛于阳者，或有阴阳两弱者，或有阴阳俱盛者。如《内经》云，太阳、少阳、太阴、少阴等人，推而广之，类难悉数。以阴阳之用，变化万殊，故赋形各异，若究其体，则浑然者固无不同。以故用虽偏胜，而仍各遂生生之道也。体有厚薄，则用有强弱，而寿夭不齐；体有清浊，则用有明昧，而贤愚不一。是以变化参差，莫可穷尽也。

夫医为性命所系，治病之要，首当察人体质之阴阳强弱，而后方能调之使安。察之之道，审其形气色脉而已。形气色脉，《内经》论之详矣。然未窥其蕴者，莫得其端绪。诸家方书，但论病证方药，而察形色以辨阴阳之要者，多略而不讲。无怪后学执成方以治病，每不能合。因其病虽同而人之体质阴阳强弱各异故也。（批：书不尽言，言不尽意，临证者犹当推类隅反，不可胶柱鼓瑟。）虽丹溪略举其概、叶氏医案每论其端，而散见各条，人多忽之。今述其大略，由是类推审察，则论治制方稍有准则也。假如形瘦色苍，中气足而脉多弦，目有精彩，饮食不多，却能任劳，此阳旺阴虚之质也。每病多火，须用滋阴清火。若更兼体丰肌厚，脉盛皮粗，食啖倍多，此阴阳俱盛之质。平时少病，每病多重，以邪蓄深久故也。须用重药，如大黄、芒硝、干姜、桂、附之类。寒热之药彼俱能受，以禀厚能任削伐，若用轻药，反不能效也。如体丰色白，皮嫩肌松，脉大而软，食啖虽多，每生痰涎，此阴盛阳虚之质。目有精彩，尚可无妨，如无精彩，寿多不永，或未到中年，而得中风之病。每病虽热邪，药不可过寒，更伤其阳，阳微则防其脱。热退须用温补扶阳。若更兼形瘦脉弱，食饮不多，此阴阳两弱之质。倘目有精彩，耳轮肉厚端正，其先天尚强，神清智朗者，反为大贵。若目无彩，神气昏庸，必多贫夭。凡阴阳俱弱之质，常多病，却不甚重，亦不能受大补大泻大寒大热之药。但宜和平之味，缓缓调之，此大略也。若论其变，则有阳旺阴弱之人，而损伤阳气者，宜先扶阳，而后滋阴；阴盛阳虚之人，而有伤阴者，宜先滋阴，而后助阳。斯当随时审察，不可拘执。与后"虚损论"互参其理，自可类推，不能尽举也。

若夫丹溪所谓"阳常有余，阴常不足"，景岳之谓"阳常不足，阴常有余"者，固非阴阳之体，亦不可论阴阳之用也。何故？阴阳之体，浑然一气，莫可形容；阴阳之用，虽有屈伸变化而参差不齐。"常者"，不变之谓。人之体质，或偏于阴，或偏于阳，原非一定，岂可谓之常乎？故两说若冰炭，皆非至理也。如曰：阳或有余，阴或不足；阳或不足，阴或有余，庶几近之。然两家之论，虽非阴阳至理，而实各发明经旨一节，有补前人未备之功，故不可偏执其说，而亦不可偏废也。

何以见之？《素问·生气通天论》曰：阳气者，若天与日，失其所，则折寿而不彰。此谓人身阳气，若天之借日而光明，万物赖阳和以生长。如或失调，使阳气失所，犹如云之蔽日，其象惨淡而不彰，则人之寿命不永。故景岳发明其义，以平日阅历见解，备论阴病似阳、格阳、戴阳等证，以补前人所未备，而成一家言也。

《生气通天论》又曰：阳气者，烦劳则张。精绝，辟积于夏，使人煎厥。此阳者，即人身君相火也。烦则君火扰动，劳则相火鸱张。精即水也，阳火鸱张，阴水日耗，而几于精绝。其偏僻之气，积至夏令火旺之时，内热如煎，气血郁勃，营卫失度，阳和不循四末，而手足常冷如厥，若俗称"干血劳"之类也。故丹溪谓：五志妄动，皆属于火。火炽水耗，元气不司运化，津液变为痰涎，所以言"阳常有余""百病皆生于痰"。而以滋阴化痰立论，发明其平日阅历见解，以广经义，成一家言也。

然此节经旨，原与上节对待互发，使人合参，以救阴阳偏胜之病，两不可偏执而偏废。故经又曰：阴平阳秘，精神乃治。可见终归阴阳和平方为至理。乃景岳是己论而非丹溪，则未尝理会下节经旨，而忽阴平阳秘之道，不觉自蹈于偏也。学者岂可不察乎！是故阴阳之道本无有余不足，而人之禀赋不齐者，以其用之流行各有偏胜，究其浑然之体则一也。若不明先天后天、阴阳体用之理，或言有余，或言不足，而互相抵牾，不亦重增后学之惑哉！

天人一理，同出太极之源，故阴阳之体则同。用之流行，参差不一，故偏胜各异。药石止能理其用，不能助其体，故寿夭由体之厚薄，禀于有生之初。然用有偏胜，而至于偏绝，则体亦不能存，如患病误药之类，不能尽其天年而死也。其学道之士，息心内观，以复其初，则保固阴阳之体，故可益寿而全其形神，《内经》论之详矣。阴阳之体，惟以神会，莫可形求，故非有形药饵所能滋益。世之妄冀延寿者，从事于服食烧炼，乃舍本逐末，或反致促命者有之，可悯也。然常人心志扰扰，欲行内观之法，其气不能和平调达，则神明不安，必有躁扰之

患，须先用药以调气血。所谓物有本末，事有终始，知所先后，则近道矣。（虚谷自评）

## 伤寒传经论

伤寒传经，自古纷纷聚论，多为臆说惑人，未见有尽善者，盖为《素问》与仲景之论，辞若不同，而同归一理，不求理之所在，而率凭臆说，反乖经义矣。要必先明元气运行，方知传经之道耳。原夫人身阴阳之气，互相为根，流行不息，升降出入，合乎天地造化，而一身具天地之体也。躯壳居外，脏腑居内；阳气根于阴而固外，阴气根于阳而守内。气之发源名阴阳，及其流行分营卫。营气为阴，起中焦而行脉中；卫气为阳，起下焦而行脉外。缘阴阳二气，同出命蒂，命蒂即浑元太极也，为呼吸之根。阴阳既分，气行各异，所入谷气，亦各随之变化。经曰：其清者为营，浊者为卫。此言谷气之清浊也。以清升浊降，故谷气之清者升中焦，随营气流行而化为血；浊者降下焦，随卫气流行而变成肉也。仲景曰：呼吸者，脉之头也，而营行脉中，卫行脉外。是故营卫二气，虽循行内外，实根于呼吸。呼吸由命蒂发源，表里阴阳本来一贯。形从气生，气借形聚，一而二，二而一者也。《灵枢·营气》曰：营气之道，内谷为宝（此言营气借助于谷气也）。谷入于胃，乃传之肺，流溢于中，布散于外。专精者行于经隧，常营无已，终而复始（此言谷气之精者行于经隧，即是其清者为营，营行脉中也）。故气从手太阴，出注手阳明，上行注足阳明，下行至跗上，注大指间，与足太阴合。上行抵髀，从脾注心中。循手少阴，出腋下臂，注小指。合手太阳上行，乘腋出颐内，注目内眦。上颠下项，合足太阳，循脊下尻，下行注小指之端。循足心，注足少阴，上行注肾，从肾注心，外散于胸中。循心主脉，出腋下臂，出两筋之间，入掌中，出中指之端，还注小指次指之端。合手少阳上行，下注膻中，散于三焦，从三焦注胆，出胁，注足少阳。下行至跗上，复从跗注大指间。合足厥阴，上行至肝，从肝上注肺，上循喉咙，入颃颡之窍，究于畜门（畜门需考）。

其支别者，上额循颠，下项中，循脊入骶，是督脉也。络阴器，上过毛中，入脐中，上循腹里，入缺盆，下注肺中，复出太阴。此营气之所行也[①]。

（按）：此详营气流行之序。以手太阴经脉起中焦，营气亦起中焦，故自手太阴始，自阴而注阳，复从经脉注于脏腑。出入表里，往返循行，而终于厥阴，复注太阴，周而复始，如环无端，昼夜百刻，则有五十度周行于身。盖平人呼吸定息，气行六寸，积至二百七十息，气行一十六丈二尺，则一周于身。昼夜百刻，计一万三千五百息，则营气周行于身五十度也。若夫卫气散行脉外，亦如营气之五十度行于身。其异于营气者，昼则行于阳二十五度，夜则行于阴二十五度，是随天地阳气升降出入也。"营卫生会篇"曰：日中而阳陇为重阳，夜半而阴陇为重阴。故太阴主内、太阳主外，各行二十五度，分为昼夜。夜半后阴衰，平旦阴尽，而阳受气矣；日西而阳衰，日入阳尽，而阴受气矣。夜半而大会，万民皆卧，命曰合阴。此言卫气昼出于阳，夜入于阴，夜半与营气大会于太阴。阴阳二气交合，万民皆熟寐矣，故曰合阴也。

人身营卫之气，周行无愆，则阴阳和平而无患。若受外邪，

---

[①] 营气之所行也：石印本多有小注；如"手太阴"旁注"肺"，"下行至跗上"旁注"冲阳"等。今从道光本不加。

从表入里。故《素问·热论》云：伤寒一日，太阳受之；二日，阳明受之；三日，少阳受之；四日，太阴受之；五日，少阴受之；六日，厥阴受之。此以人身表里浅深分层次，若地界然。太阳极表而浅，厥阴极里而深，邪气从浅入深，如水浸物逐渐内侵，故与营卫之气周流次序，迥然不同。盖因卫气昼出夜入，日西而阳气衰，外邪乘卫阳之衰而内侵。卫气日一出入则邪日进一层而深入一经，至六日而入厥阴至深之地矣。此《素问》推阴阳邪正出入之定理，以明传经之道也。邪渐内侵，则渐变化，迨入厥阴至深之地，变成热邪，正气困极，邪无复出之势，内入于脏，则厥逆矣。

仲景云：厥多发热少者死，以邪胜正气绝也；若厥少发热多，则脏气犹能振作，邪返于经，故发热，或下利脓血，热邪得以外泄，可期渐愈也。但人元气有强弱，感邪有重轻，故有三阳受邪，有直中三阴，参差不一。其从太阳受邪者，或有传经，或不传经，而又无一定。必以脉症为凭，不能按日以计。（批：元气强邪，不能深入，则不传也。）故仲景曰：伤寒一日，太阳受之，脉若静者为不传；颇欲吐，若躁烦，脉数急者，为传也。又曰：伤寒二三日，阳明少阳证不见者，为不传也。又曰：伤寒三日，三阳为尽，三阴当受邪，其人反能食而不呕者，此为三阴不受邪也。又曰：伤寒六七日，无大热，其人躁烦者，此为阳去入阴故也。按此言无大热者，以邪入阴，故外无大热，而内烦躁也。历观仲景各条，则知邪之浅深进退，固非一定，要必以脉症为凭。（批：《素问》明其常，仲景表其变，然常者少而变者多，故以脉症为据，不可拘日数也。）此仲景推广《素问》而论传经之变化也。故仲景自序云：撰用《素问》等经而著论，以六经为纲，即本诸《素问·热论》之六经，推广其旨，详辨脉症，而立治法，穷尽变化之道。"热论"止表六经见证，而仲景备揭腑脏各证，故辞若不同而同归一理，继《灵》《素》为经，而垂法万世也。惜乎世远，其书残缺，各条次序，多为后人搀误，脉络全无，而又异解纷纭，埋没经旨，良可叹也。（批：正论完结，以下详辨相沿弊害。）即如传经之道，或以按日而计，言六日邪传厥阴不已，七日复传太阳。试思邪入厥阴至深之地，如物入井，岂有一日反传太阳至浅之经者乎，不通之极也。或见《素问》所叙止足经见证，遂言伤寒之邪，传足不传手，将人身经脉分截不贯，此则尤为谬解，竟不思《素问》六经证状叙完，即言三阴三阳，五脏六腑皆受病，既五脏六腑皆受病，岂非手足六经，尽在其中乎。

又有张令韶《伤寒直解》云：传经之义，一日太阳，二日阳明，六气以次递传，周而复始，一定不移。此经气之传，而非病邪之传也。正气之传，自有定期；病邪之传，不拘日数。不然，岂有一日太阳，则见头痛发热等证，至六日厥阴不已，七日复传太阳，再见头痛发热之证乎。其门人魏子千问曰：伤寒六气相传，是正传而非邪传，固已。不知无病之人，正亦相传否？令韶答曰：无病之人，经气由阴而阳，始于厥阴，终于太阳，周而复始，运行不息，莫知其然。病则由阳而阴，始于太阳，终于厥阴。一逆则病，再逆则甚，三逆则死。所以伤寒传经，不过三传而止，不能久逆也。其有过十八日不愈者，虽病而经不传，不传则势缓矣。

（予）按：此言病邪传经，不拘日数，则是。但仍不辨七日复传太阳之谬说。乃又别出臆见，言所传者为经气，而非病邪，此则旧障未破，又添新障矣。夫病邪之传，因有脉症可见，故知其传在某经。今云经气之传，又作何察识。而知其为经气乎。

且营卫之气，一日五十度行于身，出自圣经，为一定之理，（批：营卫二气，流行昼夜，且有五十度周于身。）而病邪之传，所现脉症，亦详经论。（批：今言经气之传，一日太阳，二日阳明，既非病气，究为何气，此真奇闻也。）故《素问》云：伤寒一日，太阳受之，至六日而厥阴受之，以明由浅入深之层次也。仲景亦云：伤寒一日，太阳受之。又曰：二三日，阳明少阳证不见者，为不传也。岂非皆言病邪之传乎。不然其云受之者，何物耶？今言传经者是正气，而非病邪，不知本于何典。且正气流行，如环无端，无迹可见，又如何知其为传经耶？此一不解也。（批：昼夜五十度周于身，圣人慧光内照，而知其流行无间，并无一日太阳、二日阳明之序可验。其有太阳、阳明等见证者，仍系病邪流传故也。今日传经者，是正气而非病邪，实不可解。）

　　况《素问》言六日邪至厥阴，三阴三阳，五脏六腑皆受病而死。故曰：其死皆以六七日间。原无"七日复传太阳"之语。其论愈病，则有七日太阳病衰，头痛稍愈等文。故曰：其愈皆十日以上也。今云无病之人，经气始厥阴而终太阳，病则其气始太阳而终厥阴，一逆病、二逆甚、三逆死，所以伤寒传经，不过三传而止，不能久逆，其过十八日不愈者，虽病而经不传。

　　按：此既云伤寒传经，不过三传，又云十八日不愈，虽病而经不传。可见仍言病邪之传，与前说自相矛盾矣。《素问》言其死皆以六七日间，其愈皆十日以上；今云一逆病、二逆甚、三逆死，是死在十八日也。何与经旨相反乎？此二不解也。且言无病之人，经气始于厥阴，终于太阳，周而复始，运行不息。夫厥阴极里，太阳极表，相去甚远，经脉不接，何能周而复始乎？如一日始于厥阴，六日终于太阳，而七日复始厥阴，则其气必越过阳明、少阳、太阴、少阴乎？若非越过四经，则须十一日，方能复始厥阴，是又不合六日六经之序矣。若谓六日终于太阳，其气不还，而七日厥阴另有始气，则其气有出无入矣，何能周而复始，运行不息乎？此三不解也。夫人身阴阳之气，即营卫之气，周行表里，一日五十度于身，如环无端。非一日始厥阴，六日终太阳也。营行脉中，即流行于经隧也；卫行脉外，则躯壳腑脏皆是也。则人身中除营卫二气外，更无别气可名也。今曰经气，若经隧所行者，即营气也。而言一日始厥阴，六日终太阳，则非营气矣。非营非卫，非阴非阳，究为人身何气哉！此四不解也。（批：真为异端邪说，徒滋惑人。）

总因不究经论义理，而各逞臆见，乃有种种异说惑人。倘不深求至理，辨其是非，莫不锢于迷城，而终身不悟。呜呼！此仲景之书，所以愈晦，而后学无门可入也，不亦慨哉！且夫仲景，举六经以统诸病，非止伤寒一端而已，其辨析精微，全在脉症。即如太阳一经之病。脉浮头项强痛而恶寒者，为风寒之邪；若浮脉兼缓，身热而有汗者，名中风。脉浮紧而无汗者，名伤寒；脉不紧缓，发热而渴，不恶寒者为温病；若发热恶寒，身重疼痛，汗出而渴，脉弦细芤迟，则为中暍，暍，暑也；若关节疼痛而烦，脉沉细，小便不利者，则为湿痹。其余各经症脉，亦各有辨别。至其传变，或自浅入深，或由里出表，或阳盛化火，或阴盛变寒。六气之邪，七情之病，邪正之胜负，虚实之吉凶，千变万化，莫不据脉症而辨之，洞若隔垣之照也。（批：苟能深明其理，方知无法不备。）后世少能深求其理，谓其书多未备。乃有刘河间，本《素问》病机论热病，而治分三焦，变仲景精深之法为粗浅，开后人鲁莽之端。延及近世，著述莫可数计。至陶节庵《六书》、吴又可《瘟疫论》出，而仲景之法遂湮没矣。观诸家之书，非无发明之处，然语焉不详，择焉不精。论理，则未能尽当；辨证，则辞费不确。其施治也，不详虚实病因，脉象疑似，但称某病宜用某方，后学效之，不知所以然之理。以其辞浅易读，法粗易遵，遂置轩岐、仲景之书于高阁。或有终身未尝寓目者，圣道于是乎大晦。道既晦矣，又有妄诞异说，扰乱其间，则医术遂不可问，而生民之死于病者少，死于医者多也。悲夫！（批：韩子曰：非圣之书不可读。真高见哉！良以诸家之书，虽详不精，徒博不约，义浅辞繁，浩如烟海。以其义浅，故后学喜读，繁无杂沓，则读者颇胀目眩，茫然不知端绪，止记某病宜用某方而已。及观圣经，深奥难解，遂谓古经无用于今，反目为异端，不知自己堕入魔道。原夫诸家之意，本欲发明圣道，岂料圣道反为诸家湮没，诚可痛也。先生痛心于此，乃成《棒喝》一书，语语从至性流出，故而尽脱枝叶，直揭根源，使人豁然，知梦方觉，独标叶氏为传，医门道脉，俾知所趋向，而圣道复明，真为轩岐仲景之大功臣也！）

或问，昔人言仲景治伤寒之麻黄汤，只可用于北方禀强之人。南方伤寒，如挟时气者，当用十神汤，挟热宜通圣散，挟暑宜正气散，挟寒宜五积散，此后贤因地制宜之说。故吾辈虽读仲景书，不敢用其法，遂置诸高阁。及临病时，用十神等汤，又多不合。岂方土不同，而古今气化又异耶，将何所适从乎？

答曰：子欠究心故也。方土气化虽不同，而理则万古不易。故理有一定，而法无定；法有定，而方无定；方有定，而病则无一定也。执一定之方，治不定之病，其焉能合哉。试观仲景之用麻黄汤，必详辨脉症，脉症不合，即示禁戒。如云：尺中迟者，不可发汗，以营气不足，血少故也。疮家、衄家、亡血家，不可发汗。凡用一方，必审其宜否，虽其人禀质强旺，亦必辨其邪之轻重，随宜设法，如麻桂加减之类。其辨析精微，用法圆活，无以加矣。以其变化无穷，浅学不能领会，惟记持后人某病用某方之说而已。

凡同感二气之邪名为挟，如风挟寒、火挟湿之类。夫春夏秋冬名时，寒热温凉名气。盖阴阳升降，气随时变，故《内经》分六气为病，治法迥殊。冬时气寒，故病名伤寒，既病伤寒，言挟时气，其所挟为非寒耶？则非冬时之气，不可名时气也。所挟为寒耶？一寒而已，何以名为挟耶。此挟时气，究为何气乎？此十神汤，所以用多不合也。寒热二气，犹水火相反，故寒邪未有挟热者。或其人内火素盛，外寒入内而化热，则有表里浅深之殊。仲景详辨施治，必权其轻重缓急，方法甚多。今执通圣一方，所以多不合也。六气之邪，随时而变，故经曰：冬伤于寒，后夏至日病名暑。可知伤寒无挟暑者，惟大江以南，气候多温，秋冬犹有伏暑之病。是热从内发，或又外感风寒，则表里先后，或应温散，或应凉解，大有权衡。但执正气一方，故又多不合也。至云挟寒者，宜五积散，既病伤寒，又云挟寒，亦为难解。若谓其人素有内寒，则仲景表里兼治者，用麻附、细辛；虚者，先救里，用四逆、理中，必详辨而治法多端。今执五积散一方，故又多不合也。诸如此类，非深究轩岐、仲景之旨，焉能知其理哉。

且治病不难于用药，最难于辨证。后世之书，惟恐人不知方，但言某病可用某方，谆谆再四，其所以为某病，反置不讲。以故浅学诵之，惟多记方头为本领，每临一病，既认为寒，又疑为暑，依稀揣度，遍试其方。偶而幸中，自矜神奇；倘与病忤，则言吾方乃有来历，遵某家汤头，却不知所以然之理。（批：说尽陋习。）以此授受，为医家衣钵。若遇谈轩岐、仲景之道者，既目为异端，又名之为外国医。嗟乎！反以圣道为外国，此真气化使然也。子问何所适从，观此宜知所向矣。

**附论伏暑**

再按经言，夏伤于暑，秋为痎疟。盖暑邪从口鼻吸入，蓄于膜原。至秋凉风外束，则邪不能容。膜原界于半表半里，邪入与阴争则发冷，冷者阳气为邪郁遏也。邪出与阳争则发热，热者阳气得伸也。故终汗出则热退。其邪蓄多而久发不愈，名为痎疟。然亦有不作疟，而身热头痛，口渴脉数，似伤寒而实非伤寒者，名为伏暑之病。暑为火湿二气合化，若火邪为阳性，动而不能伏，以其合有湿邪，互相胶结，故能蓄于膜原，蕴而不发。其湿重而兼食积者，或成痢疾，或有疟痢兼作，则邪重而病危矣。惟大江以南，气候多温，岭南尤甚，故秋末冬时，犹多伏暑之病。（批：所以天时地理皆当参究。）良以邪蓄膜原，为人身空隙之处，非得寒气外束，其邪与气血浮沉，腑气转动，食便如常而病不发，此皆余之所经历者。是故伤寒之病，断无挟暑之理。而冬寒之时，却有伏暑之邪。学者又不可不知。其治法与伤寒迥异，断不可牵混而误治者。余于温暑提纲，已论其概，而《叶氏医案》，辨治尤详，皆当参阅。然伏暑发于冬令，或兼外感风寒，亦理之常。然必兼恶寒之证，弦强之脉，而内则口渴，舌有苔垢，以其有膜原之邪故也。此须先解表邪，使内邪透达，然后清之，又为先后缓急之要法也。若见其内热或甚，而遽投寒凉，则阳气不振，内邪不能透达，外邪反从内侵。变证多端，甚难救治。为因暑湿胶黏，开其湿滞，其火透达，如不知此，而过用凉药，则火伏湿闭，即所谓阳病变阴，必至危殆。若此者，余尝用姜、附、草果、茅术、厚朴之类，中气弱者，加参以升阳开浊，使正气得振，热邪透发，再用白虎等法清之而愈。虽当夏令，亦可审证而施，无不获效，乃救前药之误，为权宜之活法。然非明辨脉证的确，则亦未可浪施也。

火为阳，湿为阴。二气合邪，故误投寒药，则阳病变阴。而古方冷香饮、大顺散等，用姜、桂、附子、草果，盖亦为此等证候而设也。凡同时感二气之邪名为挟，如风挟寒、风挟火、火挟湿、风挟湿之类。惟燥湿相反，不能相挟；冬寒夏暑，时令相远，不能相挟。若内先伏暑，后感外寒；冬伤于寒，春变温病；阴虚内燥，外受湿邪；外感风寒，内传变热，皆有之矣。（批：辨析分明。）此阴阳六气常变之理，所当究心而不可忽者。（虚谷自注）

### 附治案

丁亥六月，城中东桑桥，周小梅先生夫人感暑邪。身热五日，始延李先生，服疏散药一剂，次日热更甚。病者疑焉，另换别医。问得大便数日不解，即用大黄数钱，鲜生地尤重，同柴胡、厚朴等服之，便下两次，病人自觉爽快，惟晡时发冷，黄昏发热，直至天明方休，彻夜不寐。（批：医者亦必自诩得效，而不知反害也。）其令郎书源兄，邀余诊视。述知病由，余曰：暑为火湿合化，湿系阴邪，遏热不达。李先生用疏散，则湿开热透，并不错误，乃反误投下剂，使邪陷入阴，故夜热而昼不热，则病势重矣。邪既入阴，欲其转阳甚难。只可转其机枢，兼从阴分清其邪热。（批：次年戊子，余重游粤东，有五岁小儿感暑为医误药，邪陷入阴，与是证无二。余仍用草果等醒脾开透膜原，柴胡等转机枢，清阴分之热，日见其效，调理而安。可见病邪虽同而老幼元气不同，则药之有效、有不效也。良以药入胃，全赖元气运行。医者虽能察病，或不知其元气强弱，则用药虽当，不能效矣！虚谷记）乃用草果、苍术、厚朴、醒脾开湿，以透膜原；柴胡转少阳之枢；青蒿、鳖甲、知母、黄柏清阴分之热。服两日不效。其脉虚软无力，口甚渴，饮茶不绝，腹满，大小便皆不利，粒米不进，稍饮米汤，口即作酸。此中气大伤，乃于前方去知母、黄柏，加党参。又服两日，小便稍利，诸证不减，脉软少神。余曰：不进谷食，已十二日矣，再延数日，胃气绝，则不可救。因其脾肾两伤，元气无权，三焦气化失司，邪反内闭。盖肾伤无开阖之力则便阻；脾伤而转运不前则腹满；阳既委顿则津液不升，故渴甚。非用附子、干姜，大助其阳，则邪终不化。乃用党参、草果、苍术、厚朴、附子、干姜、生姜、乌梅、白芍，稍加黄连。服两日，腹满减，而便下溏粪如胶浆，略进稀粥。（批：湿邪化而阳气运行矣。吴又可《瘟疫论》云：凡腹胀而二便皆不利者，不可利小便，但用大黄下之。大便通则小便亦利。故如不明六气之理，不知仲景之法，惟奉又可为师者，凡此等证候，即重用大黄攻之，直至于死。而病家医家均谓命该如此，可叹也。）又服两日，腹满消而粥食大进，小溲亦长。惟夜热如故，冷则无矣。余曰：此湿已化，但有热邪。乃于前方去附子、乌梅，加知母三钱，生石膏五钱，服两日其热全退，即用清补调理而安。

当余用姜、附时，见者莫不惊怪。幸病家明理，信而服之，果得向安。而不知余从仲景泻心汤、乌梅丸等法，变化而来。审证既明，其效如神，庸俗不识仲景妙旨，反以为怪。此医道之不可问，凡病涉疑难，鲜有不死矣。故（拙集）所记治案，皆疑难而非庸俗所能辨治者，余则不录也。

又前在粤东，有陈姓妇人，年未三十，怀妊六个月，腹满及胸，饮食不进，大便艰燥，小便不利，左胁间与小腹掣痛如锥刺，日夜坐不能寐。医者谓系湿邪，用五苓散法。又邀余诊视，左脉弦强关尤甚，右关弦滞。余曰：凡湿邪，脉必濡细，今脉象如是，为血少，肝气犯脾胃也。彼以小便不利，故认作湿邪，而不知经云：肝主遗溺癃闭，此肝火郁结之癃闭也。（批：不明经义，但执一端以认证，错误多矣。）肝为风木，风火煽动，故胯间刺痛。若用利水药，反伤津液，其燥愈甚，必致痉厥之变。乃重用大生地为君，佐当归、白芍、黄芩、香附、紫苏、生甘草，稍加厚朴、木香等。服两剂，脉稍和，满略减，惟小便仍涩，犹有刺痛。即于前方加黄柏、车前。服两剂，小便畅行，其痛若失。乃去黄柏、紫苏，又服两剂，胸宽食进，夜则安睡，惟云腹满，不能全消。余令其夫问之，腹皮有无亮光。答云：白而光亮。余思既有亮光，确系水邪，但小便已畅，何以水邪不去，深疑不解。然眠食已安，脉亦平和，姑且听之。而病人安睡至第三夜，于睡梦中，忽闻震响一声，落下死胎一个，满床皆水。余闻之，始悟水蓄胞中，其胎早经泡死。幸得母体安和，气血运化，死胎方得自下。因其平素血少，肝气不和，脾胃受制，水谷不能输化。汤饮一切，由脐带渗入胞中，水在胞中而脏腑反燥，利水之药断不能泄胞中之水，反耗其阴，必致痉厥而死。方知病情变幻，有非常理所能测者，自古未闻之奇证也，故特记之。

　　同时有余族侄女，亦患如此证。为医者用利水药而致痉厥。又妄认为中寒，用附子理中汤一剂，乃至阴阳离脱。余用大剂滋阴摄阳之药，昼夜急进，竟不能救，延三日而卒。呜呼！此有幸不幸之命也夫。

# 卷 二

会稽虚谷章楠著

受业孙廷钲震远参订

山阴雪帆居士田晋元评点

## 辨《贯珠集》温病、伤寒搀混之误

仲景《伤寒论》，万世之准绳也。但中有温病各条，搀混不分。此而错误，害实匪轻。兹考治伤寒大法，初病时，邪客阳经者，用麻、桂、柴、葛等汤；客阴经者，用姜、附、细辛之类。盖寒为阴邪，伤人之阳，故或通阳以疏邪，或扶阳以托邪，俱用辛温之法。因邪由表入，必使从表而出也。倘失于疏解，邪传入里，或因其人阳气有余，则寒邪化热，始以清凉之法治之。此由阳经传里，表里寒热不可混也。然必在表寒邪已尽，方可直清里热。故论曰：微恶寒者，虽有里证，不可攻下，宜先解表，以恶寒为表邪未尽也。又如邪传少阳，而太阳证罢者，犹用小柴胡汤，以人参固阳，防其邪之入里。即有表证未罢，而里证亦急者，必用表里兼治之法，如大柴胡汤之类也。从未有不顾表邪，而但用寒凉清里者。良以寒邪既伤表阳，全赖中阳强盛，庶可驱邪外出。若率用寒凉，更伤中阳，使表邪乘虚内陷，阳证变阴，危殆立至矣。其元气素弱之人，卫阳不固，或初感寒邪，即入阴经，则不可疏散，更虚其表。必用姜、附温中扶阳，如四逆、理中之类，其邪自解，此又阴阳虚实之宜辨者。（批：伤寒证治大旨已括于中。）凡此皆仲景之心法，教人万世遵守者也。若温热阳邪伤人之阴，故初病即宜凉解，与伤寒初起治法冰炭不同矣。（批：故当细辨。）

吴门尤在泾先生，集《伤寒贯珠集》一书，将仲景之论，分为正治、权变、斡旋等法。其太阳经伤寒正治法内，列有合病六条。前三条用麻、葛等方，自是伤寒正治之法；乃第四条，太少合病自下利，而用黄芩汤；第五条，三阳合病，而用白虎汤；第六条，三阳合病，有证无方。考本论中，原有柴胡桂枝汤、麻桂各半汤、葛根汤等方，正治阳经合病之法，从表解散。乃不此之用，而反用黄芩、白虎，岂不畏表邪陷入生变耶。此等疑义，注家从未剖析，后学莫识其端。国初张路玉先生，集《伤寒缵论》，独谓此数条，是仲景论温热病证治，注家不辨，混入伤寒例中。此语洵足振聋启瞆，暗室一灯。缘伤寒之邪，自表入里，有一分表邪未尽，即有一分恶寒。故虽兼里证，仍当温散，先解其表。若表已解，而邪入于胃，寒化为热，则不恶寒而反恶热，方用白虎、承气等法，以清其里，是表寒为致病之本，里热为传变之标。若温病，由伏气者，邪自内发，未病时，已郁而成热，一旦触发，势如燎原。故急清其里，则表热亦除，是内热为发病之本，表热为传变之标。即或非伏气蕴酿，凡感温热，终是阳邪。故虽阳虚之人，亦须凉药清解，则与伤寒之邪，标本不同，阴阳迥异，岂可稍容牵混哉。

独怪夫《贯珠集》著于路玉先生之后，不知折衷乎此，而犹将黄芩、白虎，列于太阳伤寒正治法内。既曰伤寒，而在太阳，则未曾化热，（批：醒豁之至。）岂可以黄芩、白虎为正治之法乎？同里唐立三先生，历举《伤寒条辨》《尚论》等编，而独推《贯珠集》为最善，此又余之所不解者。要知《伤寒论》，经后人编辑，各条次序既紊，伤寒、温热，搀混莫辨，故慈溪柯韵伯曰：《伤寒论》经叔和编次，已非仲景之书。仲景之文，遗失者多；叔和之文，附会者亦多，信不诬矣。故读仲景书，必当顾名思义，别具只眼。即如太少合病、三阳合病数条，如果伤寒，邪尚在表，理当麻、桂、柴、葛以解之，自是仲景成法。今既用黄芩、白虎，可知为温热无疑，若不辨正其名，列于伤寒正治法内，后学不察，妄用凉药，以治寒邪，害孰甚焉。

又按：《温病篇》，仲景曰：风温为病，脉阴阳俱浮，自汗出，身重，多眠睡，鼻息必鼾，语言难出。其《合病篇》言：三阳合病，脉浮大上关上，但欲眠睡，目合则汗。又曰：三阳合病，腹满，身重，难以转侧，口不仁，面垢谵语，遗水，若自汗出者，白虎汤主之。按此言脉阴阳俱浮者，阴阳指尺寸也。若热邪合并三阳，阳盛之极，故脉浮大上关上矣。其自汗，身重，多眠睡，大略相同。或风火上壅，则语言难出而息鼾。或郁勃于中，则扰乱神明而谵语。腹满，神昏，则遗水也。即此数条合观，则三阳合病，两条皆当次于风温条后，断非伤寒之合病也。夫伤寒太阳之邪未尽，必有恶寒；少阳之邪未尽，必有往来寒热，惟传入阳明，方不恶寒而反恶热，则太少之邪尽矣。若太少之邪不尽，必用麻、桂、柴胡，不当用黄芩、白虎。今既称三阳合病，太少合病，而用白虎、黄芩者，必非伤寒之邪更可见也。（批：反复推敲，义理俱尽。）然又非伤寒传里变热之证也。何则？伤寒传里变热，而用黄芩、白虎，则必太少邪尽，太少邪尽，则不当称太少合病、三阳合病矣。且如论曰：太阳与阳明合病者，必自下利，葛根汤主之。不下利但呕者，葛根加半夏汤主之。考葛根汤，重用葛根、麻、桂表散风寒。佐甘、芍、姜、枣，和中而调营卫，此则方为伤寒之合病也。其云太阳与少阳合病，自下利，与上条同，太阳病与上条同，若系伤寒之邪，理应以前方去葛，易柴胡，方为合法。何以绝无一味升散之药，反用黄芩、白芍，阴凉之品乎？由是观之，以上三条，既用黄芩、白虎，必非伤寒合病，实为内发之温病也。（批：一转尤为入妙。读书能悟言外之旨，庶足以发古人之奥，而启后学之蒙，使仲景之道，如日丽中天，其功顾不伟哉！）然则热邪内发，何故称三阳合病、太少合病乎？此正仲景微旨欲人心领神会。盖谓虽有发热头痛等，可名太阳病；胁痛耳聋等，可名少阳病；但无恶寒及往来寒热者，则非伤寒外邪，实是蕴热内发，必用黄芩、白虎，直清其内。故特于首条揭示曰：太阳病，发热而渴，不恶寒者，为温病也。发热头痛者，名太阳病也；渴者，内热炽盛也；不恶寒者，非外感风寒也。既有太阳之温病，亦必有少阳之温病，阳明之温病也。亦必有太少合病、三阳合病之温病也，又何疑哉。益可见此数条之太少合病、三阳合病，实根首条而来，推而至于三阴，亦必有温病也。（批：《伤寒杂病》本为一书，后人既分为二，遂将各条次序紊乱，以致良法失真，实为千古憾事。）总因后世忽略，混入伤寒条中。既经路玉点出，而不省察，犹循旧章，亦千虑之一失也。然伤寒变热，传入三阴，其证治与温病大同，或不细辨犹可。其在阳经，则伤寒温病，治法迥殊，岂可不辨而致误哉？

## 麻桂青龙汤解

昔人皆言仲景麻黄汤，治寒伤营；桂枝汤，治风伤卫。虽大纲如是，不可凿也，凿则经义反隘矣。夫仲景虽以营卫风寒立法，而辨析精微，用法圆活。若穿凿其说，使浅学胶柱而不通变，反失仲景之意也。

盖风未始不伤营，寒亦何尝不伤卫。良以寒为阴邪，性凝敛，而卫阳被窒，故腠理闭而无汗，岂不伤卫乎。风为阳邪，性疏泄，而营阴被扰，故津泄而汗出，岂不伤营乎。况寒必挟风，寒多，则风从寒之凝敛而无汗；风必挟寒，风多，则寒从风之疏泄而汗出。故仲景常以伤寒中风，互辞表义。而有青龙、麻桂各半等汤，则必辨析脉症，以期药病相当而已。即如论中云：阳明病，脉浮，无汗而喘者，发汗则愈，宜麻黄汤。又曰：阳明中风，脉弦浮大，而短气，腹都满，胁下及心痛，久按之气不通，鼻干，不得汗，嗜卧，一身及面目悉黄，小便难，有潮热，耳前后肿。刺之小差，外不解。病过十日，脉续浮者，与小柴胡汤；脉但浮无余证者，与麻黄汤。按此条，本阳明兼少阳证，故宜小柴胡和解。若脉但浮，无余证者，无少阳证也，而用麻黄汤发汗。以上两条，既曰阳明，又曰中风，俱用麻黄汤，可见麻黄汤不仅治寒伤营也。中风而无汗，又可见风必挟寒也。论又曰：阳明病，脉迟，汗出多，微恶寒者，表未解也，可发汗，宜桂枝汤。又曰：太阴病，脉浮者，可发汗，宜桂枝汤。夫阳明、太阴，属于肌肉，非如太阳之可分营卫。乃或用麻黄，或用桂枝，又可见桂枝汤，不仅治风伤卫也。又如"太阳篇"云：太阳中风，脉浮紧，发热恶寒，身疼痛，不汗出而烦躁者，大青龙汤主之。又曰：伤寒脉浮缓，发热恶寒，无汗烦躁，身不疼，但重，乍有轻时，无少阴证者，大青龙汤发之。按本论云，脉缓汗出者，名中风；脉紧无汗者，为伤寒。今言太阳中风，而脉浮紧，又曰伤寒，而脉浮缓，皆无汗烦躁，正表风必挟寒，寒必挟风之证治也。夫曰中风，风为阳邪，性疏泄，则脉应缓而汗出，乃挟有寒邪，性凝敛，而壅闭营卫不得汗，则阳邪内扰心肺而烦躁。盖营通于心，卫通于肺故也。( 批：营卫在外，心肺在内，气脉通贯，阴邪外闭，则恶寒无汗，阳邪性动不得外泄，必内扰心肺而烦躁，从来解大青龙汤方义者，鲜能知之也。) 又曰伤寒，而脉浮缓，是挟有风邪也。阴邪凝滞气血，身当疼痛，今挟阳邪，故不疼，而但重。重者阴胜，而乍有轻时，则阳胜也。此阴阳两邪互持不解，故亦烦躁而无汗。惟少阴亦有烦躁身重之证，则不头痛而脉微细或下利腹痛，当用姜附温经，断不可误投青龙。若无少阴证而烦躁者，阳邪内扰心肺也；身重者，阴邪外闭营卫也。与上条同为太阳经风寒两伤营卫之证，故均用大青龙汤。既是风寒两伤，合用麻、桂两法。去芍药之酸摄，易石膏之辛寒。内清心肺阳邪之扰；外解营卫阴邪之闭。经脉流通，津液周布，则汗出而邪泄矣。一如龙之兴云作雨，使烦热郁蒸，顷刻清肃，故名大青龙汤，为麻桂两方之变法也。若内无阳邪之扰，而有水气作逆，则去石膏之寒，易姜半、细辛之温，通阳逐饮，表里分疏，不取其大汗，故名小青龙，是又大青龙之变法也。呜呼！仲景辨证之精微，用法之圆活如此，顾可穿凿其说，而胶柱鼓瑟乎！须知麻桂两大法门，为风寒初犯太阳证治纲领，要在辨其有汗无汗。有汗不得用麻黄，以麻黄汤发散之力甚猛也，既已汗出，而更发之，则必大汗亡阳矣；无汗不得用桂枝，以桂枝汤有芍药之敛也，既已无汗，而更敛之，则桂枝力弱不能表散阴邪也。虽当辨别风寒营卫，而又不可执泥穿凿。必审其脉症宜否而变化无穷，用所当用，此仲景心法也。（批：亦有汗出而用麻黄者，如论中云：发汗后，或下后，不可更行桂枝汤。若汗出而喘，无大热者，可与麻黄杏仁甘草石膏汤。此因伏邪窒塞肺气而喘，故用麻黄开肺窍，佐杏仁降气，甘草、石膏清热养津，则虽有汗出，麻黄不能伤其表矣。此仲景用法变化之妙，故不可拘泥一端，而曰"有汗不得用麻黄"也。以有汗、无汗分麻、桂两法者，可见为风寒初感时言也，岂可拘哉？虚谷自注）

或曰：韵伯柯氏言，风寒两伤营卫，而分风寒之多少，是中行方氏之陋见，今子亦云然，得非仍方氏之陋乎？答曰：六气之邪中人，无不相兼，不独风寒为然。经云：风寒湿杂至合而成痹。又曰：风胜为行痹，寒胜为痛痹，湿胜为着痹，岂非有多少不同者乎？又不见仲景云：脉浮而紧，浮则为风，紧则为寒；风则伤卫，寒则伤营。营卫俱病，骨肉烦疼，当发其汗乎！今既曰中风，而脉浮紧，又曰伤寒，而脉浮缓，岂非特表风寒两伤营卫之证治乎！由是言之，固非方氏之陋见，皆圣经之明文也。且柯氏言：不必分风寒营卫，但当分表实表虚。有汗为表虚，无汗为表实。表实用麻黄，表虚用桂枝。虽似得其大纲，若不分风寒营卫，则必至牵混误治。（批：圣人辨证立法，极其精细，犹恐有误，后人不能深得其旨，反以粗疏之心，变乱尺度，陋者视为便捷，而效法焉。圣道晦而生民之厄重矣。）何故？盖风为阳邪，寒为阴邪，阴阳不同，治法自异。故仲景曰：桂枝本为解肌，若脉浮紧，汗不出者，不可与。则治风之方，固不可以治寒。既曰解肌，则桂枝汤，非实表之剂。若寒证脉紧恶寒，而反汗出者，正是表虚，岂可用桂枝解肌之法乎！若谓风伤卫，而自汗者为表虚，何不竟用黄芪、桂枝实表，而又用解肌之法，岂非更使其虚乎？（批：可见当分风寒，不可名为虚实。）又如阳明证，多自汗，而治法迥异。有用白虎、承气者，倘不细辨，而以自汗为表虚，则牵混之误，害孰甚焉。可见柯氏之说，未能尽善，不合仲景之旨也。仲景立法，惟凭脉症而施，麻、桂两法以后，变化甚多，方氏独以青龙、麻桂鼎峙为三，致取柯氏之诮耳。

又观喻嘉言云：麻黄汤中用桂枝，因麻黄发汗，其力最猛，故用桂枝监之。世多信之，以吴门王晋三之高明，犹沿袭其说而曰：桂枝外监麻黄之发表，不使其大汗亡阳。此皆予之所不解者。《内经》言：辛甘发散为阳。桂枝辛甘而温，岂非发散之品乎？如果能监麻黄，不使大汗，则桂枝为收摄之品矣。何以解经旨乎？且如仲景所云阳明、太阴等条，可发汗，宜桂枝汤。则桂枝汤，不独为太阳风伤卫之表剂。即阳明、太阴，脉浮有表邪者，皆用以发汗。力虽不及麻黄汤峻猛，其为表散外邪之方则一也。（批：其理显而易见。）若谓其能监麻黄，不使大汗，则桂枝汤中，又佐芍药之敛，焉能发散表邪，又何以解仲景之论乎？当知风邪疏泄，营气不固，津液外走而自汗，既不能不用桂枝祛散风邪，又虑疏泄更甚，故佐芍药，收摄营阴，以敛其液，此芍药为监桂枝而设则是矣。（批：发古未发之意。）然表散风邪必用辛温，而津液已耗，则不足以滋溉化汗。或恐风邪反从辛温之药，变成燥火，故必啜粥，资津液以助药势，则邪随汗去矣。若寒邪凝敛，营卫闭涩，故身痛无汗。麻黄力虽猛，而气味俱薄，止能入卫不能入营，故佐桂枝之色赤入营者，引领麻黄祛邪出卫，以助麻黄发表，此确然也。岂有辛温发散如桂枝，反能监制麻黄，不使大汗之理乎。以其阴邪凝滞，若非麻黄之猛，又助以桂枝，则不能开泄营卫，而祛之使出也。未经出汗，则津液内存，故不须啜粥，而自能作汗也。观仲景用药，无异武穆之用兵，品不必多，而制法变化，神妙不可言尽。即如麻黄、桂枝、青龙等汤，更换止一二味，则证治迥殊。由此类推各方变化之妙，亦可窥见一斑。然方法虽妙，而理却甚直，故学识浅者得其浅，深者得其深，则无不受益。（批："惟"明理"二字实难，非天资、学力兼备则不能也。所以虽称名家，而见理多有未彻者，偏执己见，而非他人，则聚讼纷纷，使后学莫知所向矣。）今疏解其方，欲求深奥，而故为曲说，流于隐僻，则反晦其理，而增后学之惑也。再俟明者详之。

## 方制要妙论

《内经》有七方之制，曰：大、小、缓、急、奇、偶、复。徐之才推广其义，设为十剂曰：宣、通、补、泻、轻、重、滑、涩、燥、湿。然仲圣为万世祖，其制方要妙，更有出于七方十剂之外者。古来多不体究，虽称名家如喻嘉言，而犹昧昧，反谓桂枝能监制麻黄之发表，何况世俗浅学，无怪乎疑仲圣之方，为夹杂不敢用也。要妙者，药性气味也，配合制度，实不外阴阳五行之理耳。盖药性有四，寒为阴，热为阳，温为少阳，凉为少阴。气有五：气腐走肾，肾属水；气臊走肝，肝属木；气焦走心，心属火；气香走脾，脾属土；气腥走肺，肺属金。味有六：咸先入肾，酸先入肝，苦先入心，甘先入脾，辛先入肺，淡无五味，故不入五脏，而走肠胃三焦，能化气利水也。（批：此论自首至终，析理精微，辞义显亮，学者必熟读深思，洵为入门要诀。圣道提纲，由是致力，庶免邪僻之害。）

夫人禀阴阳五行之气以生，气有偏驳则病。药得阴阳五行之偏，是故以偏治偏，必归于平而后病愈。若不明阴阳五行之理，药性气味之殊，配合制度，未得其法，反与病忤也。即以人身分阴阳，则脏腑在内为阴，躯壳包外为阳；以气血分阴阳，则血为阴，气为阳；以营卫分阴阳，则营为阴，卫为阳；以脏腑分阴阳，则脏为阴，腑为阳；以躯壳分阴阳，则浅深层次而有六经。其极表在皮膝间为太阳，稍深在肌肉间为阳明，又近筋骨间为少阳；又进则为太阴，为少阴，为厥阴。厥阴者，六经之极里也。然躯壳脏腑，本来一贯，故太阳经内通膀胱、小肠之腑，而皮膝属于肺脏；阳明经，内通大肠、胃腑，而肌肉属于脾脏；少阳经，内通三焦、胆腑，而筋属肝脏，骨属肾脏；太阴经，内通脾、肺脏；少阴经，内通心、肾脏；厥阴经，内通心包、肝脏也。

人与万物，同禀阴阳五行之气。故药之阴者，能入人身阴分；阳者，入人身阳分，各从其类也。药之气为阳，味为阴。气味又各有阴阳，气焦香为阳，腥腐臊为阴；味辛甘淡为阳，咸苦酸为阴。阳者，动而升浮，所谓本乎天者亲上；阴者，静而沉降，所谓本乎地者亲下也。升浮之力有厚薄，则入于人身有浅深不同，故有入太阳、阳明、少阳、太阴、少阴、厥阴经之分。沉降之力有轻重，故或入于腑，或入于脏之不一。（批：自来解方者多矣，未有本阴阳五行之理，而揭其玄妙如此者，真得仲景之心法，以启千古之秘也。学者欲登仲景之堂，岂可不由是而进乎？）是故升浮而兼温热，则走表力猛，而发泄。此麻黄汤所以能治阴寒外闭也。沉降而兼寒凉，则走里迅急而通利。此承气汤所以能破邪热内结也。是麻黄汤，专用其气，取性之温热以治寒；承气汤，专用其味，取性之寒凉以治热。阴寒之邪，在人身阳分，故以走人身阳分之阳药，以治阴邪。阳热之邪，在人身阴分，故以走人身阴分之阴药，以治阳邪。皆为正治之法也。若非阴寒外闭，又非阳热内结，而邪正混淆，阴阳否隔，而为中满者，则用生姜、干姜，温热而升浮者，通其清阳；黄连、黄芩，寒凉而沉降者，破其浊阴。阴阳通和，则邪去正安，此泻心汤所以能治痞满也。但生姜、干姜则味厚，非同麻、桂之味薄轻扬，故虽升浮，不甚走表，又以芩、连沉降之力制之，遂为表之里药也。黄芩、黄连气味清，不及大黄之味厚质重，故虽沉降，不甚迅利。又以二姜升浮之力行之，遂为里之表药也。表之里，里之表，正合乎中矣。邪不在表，又不在里，则不宜表里之法，惟转其阴阳枢纽，则否变成泰，故以芩、连之寒，二姜之热，二者均之，适得其平。是用寒热调阴阳，气味通清浊也。

如或其人阳盛热多，则二姜之热恐助邪势，而芩、连沉降，又不足以开泄浊邪。遂别出心裁，不用二姜，但以黄芩，易大黄之气香而迅利者，以开浊邪。但大黄味厚，下行急速，则中道之邪，仍留不尽，乃不用煎法，以汤渍取汁，则味不出。而气厚味薄，味薄则下行缓，气厚则上浮以泄邪，故仍名大黄泻心，而不名承气也。若邪热虽盛，其元阳又亏，而畏寒汗出，补泻两难，莫可措手。乃以大黄、芩、连，渍取其汁，峻泻中上之邪，别煎附子汁，和入以扶元阳。附子煎熟则达肾甚速，不碍于上，三黄生汁泻上力多，不伤于下。扶阳泄邪，一举两得。欲用其气，而碍于味厚，乃不煎而渍取其汁，此真异想天开，非心通阴阳造化之微，其孰能之。呜呼！斯其所以为圣欤！观此数方之妙，则可知各方变化，无不以药性气味之阴阳，合乎人身表里阴阳虚实寒热者，是故投无不效。而七方十剂之法，亦尽具于中。

夫阴阳五行之理，微妙难言，而变化无尽。药性气味虽同，而有厚薄不同，则功力各异；病因证状虽同，而禀质强弱不同，则治法自殊。此所以一药可以治众病，一病又不可拘一药以治之也。必神明乎阴阳五行变化之理，谛审病之阴阳虚实，权衡药性、气味之轻重厚薄，配合制度以成方，而后始能效。是故善用仲圣之法者，必神明其理，岂拘拘于药品哉。明乎此，始可与论仲圣之法，固非某药可治某病，而不知其所以然者，能领会也。能知泻心汤之妙，即可悟乌梅丸之理。而白通加人尿、胆汁，附子与大黄同用，寒热补泻，错杂并陈，则一以贯之，自无夹杂之疑惑矣。

后代名家，制方不可数计，能望仲圣项背者，盖亦鲜矣。惟近贤叶天士先生实传仲圣之心印，惜乎识之者尤希。或言其用西瓜衣、花露等品为戏者，或以案中无大黄之方，谓先生不能治伤寒者。殊不知《内经》云：近而奇偶，制小其服，远而奇偶，制大其服。又曰：因其轻而扬之，因其重而减之。是言气味轻清者，能发扬人身之清阳；气味厚重者，能减除人身之浊邪。人身有表里浅深之层次，则病有浅近深远之不同，故制方有大小轻重之别也。十剂曰：轻可去实。实者，非坚实之实，谓清阳不舒，而觉肢体板实也。轻清之药，最能舒阳，如轻风乍拂，万物以和也。吴人气质薄弱，略感微邪即病。质弱，则不胜重药；邪浅，止可用小剂。此所以多用轻清小剂，即有里邪，亦不须大黄之厚重也。然吴门为五方杂处，岂无禀厚之人。为因先生声重寰中，当时应接不暇，延请甚难。若是里证，必经他医先治，或至败坏难疗，始延先生挽救。虽禀厚之人，证至败坏，断不能用重药攻夺矣。若是表证，则先生理明法善，随药而愈，必不至内传而成里证，所以绝无大黄之方也。然虽无大黄之方，而承气之法原在其中，此正先生权宜变化，必以药性气味之阴阳厚薄，合乎病之阴阳虚实而已，岂泥象执方者，所能窥其藩篱哉。不泥其方药而神明其理法，先生所以传仲圣之心印也。且先生无暇著作以垂教，仅存临证之方案耳。有是证，则用是药；无是证，则无是药矣。以故后代名家之方，先生亦时多取用，而因宜裁制，无不入妙。使先生而居北地，则方案之药，自必厚重者多。若仲圣而在南方，岂不审人之气质，而概施重剂乎。若记一二陈方，但知某方可治某病，全不识气味阴阳配合之理，因时变化之宜，一见奇妙之方，茫然不解于中机彀，不谓之夹杂，即谓之戏弄。呜呼！真所谓醯鸡[①]笑天，夏虫不可以语冰者也，又何足道哉。

（元）按：仲景曰：病发于阴，而反下之，因作痞。是痞者，由误下而成也。盖六气之邪，本皆无形，入于肠胃，与浊滓凝结而成形质。必须硝、黄质重迅利，直走肠胃者攻下，若邪未入腑，而误攻之，反伤脾肾元阳。其禀弱者，必致畏寒汗出，有亡阳欲脱之象。其表邪反陷入而成痞满，然非有形实结，故按之则濡。正伤邪结，攻补两难。而仲景出一附子泻心法，其妙真有不可思议者！以柯韵伯之高明，犹未识其旨，谓此方必有讹误，况其下者乎？今先生揭其制法之精妙，通乎造化之微，非得仲景心法，其谁能明之。且诸家有以畏寒汗出，解作表阳虚者。而不知痞由误下而成，误下必伤脾肾元阳，故用熟附走里之品，以救根本。若表阳虚，但用固表之法可矣，何须用附

---

① 醯鸡：典出《庄子》。醯鸡是醋瓮中的蠛蠓，一种小虫，古人以为是酒醋上的白霉变成。瓮子有盖盖着，不见天日；一旦揭去盖子，它就见到天了。

子乎？且如附子与桂枝、参、芪同用，其功亦能固表，今与芩、连、大黄苦寒之味同用，则断不能走表也。另煎熟汁和入，取其直达下焦，专固元阳，更可见矣。先生自言读叶氏医案而悟仲景之旨，尤可知叶氏实传仲景之心印。而先生又发其未发，以续叶氏之灯。然非个中人，则又不足以语此。是岂（元）之私见哉，天下后世，要必有知之者矣。

## 温暑提纲

夫六气伤人，为病各异，必辨其为何气之邪，治之方无错误。如寒为阴邪，伤人之阳；热为阳邪，伤人之阴。二者冰炭，尤当辨别。是以温病初起，治法与伤寒迥异；伤寒传里，变为热邪，则治法与温病大同。兹细详温病源流，当辨别而分治者有五：一曰春温，二曰风温，三曰暑温，四曰湿温，五曰瘟疫。（批：总一温病而分别源流不同，则治法迥殊。如仲景之分风寒，治法有麻、桂两方之异，教人常须识此，勿令误也。而况温暑与风寒相殊尤甚，后人常牵混不辨，多以春夏之病名为伤寒，反谓仲景之论未备。盖不明六气变化之理，使轩岐仲景之道大晦，如陶氏《六书》、吴氏《瘟疫论》等，或乱仲景之法，或举一隅之偏，而昧阴阳六气之理，浅学法之，为害深矣。）

春温者，经曰：冬伤于寒，春必温病。又曰：冬不藏精，春必病温。此因伏气之邪，发为春温病也。王叔和撰《伤寒例》曰：冬伤寒邪，藏于肌肤，至春发为温病，至夏变为热病，热病重于温也。是故辛苦之人，春夏多温热病者，因冬伤寒邪所致也。乃吴又可《瘟疫论》云：世所称温病，即属瘟疫。古无瘟字，后世以"温"去"氵"，加"疒"为"瘟"，不可以字异而谓别有温病也。温者，融和之气，长育万物，岂能为病？且言冬伤寒邪，藏于肌肤。人身气血流行，稍有窒碍，即为不安，岂有邪藏肌肤，全然不觉，至春至夏，始得发病耶？

余按：叔和之言，原本经旨，并非臆说。而又可之论，似乎近理，而实不明六气阴阳变化之道。直辟经文为非，谬指温病为瘟疫，殊欠究心故也。夫经言：冬伤于寒，春必病温；春伤于风，夏为飧泄；夏伤于暑，秋为痎疟；秋伤于燥，冬生咳嗽。统论四时皆有伏气之邪发病。若谓冬伤寒而春发病为非，则春伤风，夏飧泄，夏伤暑，秋痎疟等，岂皆非与？每见秋冬时，伏暑邪发，为疟、痢等病者，比比皆然，又可岂未之见耶？又如《素问》论温疟云：得之冬中于风，邪藏骨髓，至夏受暑邪，发为温疟。《灵枢·岁露》云：冬至中虚风贼邪，入客于骨而不发，至立春阳气发，腠理开，又中虚风，民多病暴死。若此论伏邪者，非独一端，又可岂未读耶？何不思之甚乎！又如人之痘毒，未发时毫无影响。一旦触发，势多凶暴，往往损命。可见人身脏腑经络，虽气血周流，当其邪伏，全然不觉，其理有难究诘者，又可执区区浅见，安可论《内经》奥旨哉！譬犹匪类匿人间，暂不为恶，莫知其为匪也。然其狼子野心，终至扰害闾阎，必俟歼除净尽，而后良民始安耳。（批：人身一小天地，故与天地气脉相通。天地之气有偏则能病人，适值人身之气偏旺则容受而不觉。及时移气变而后病发，即所谓伏邪为病也。假如冬寒是阴气偏胜，适因人身阳旺，自能容受阴气。至春天地阳旺，则人身之阳更旺，所受阴气从之而化，发为温病矣。若其感邪重者，虽人身阳旺而势不两立，必至即病。其化热亦速，以本身阳旺故也。推之四时之气，或即病，或过时而病者皆然。所以或有遇春夏多病，至秋冬则安舒者；或有秋冬多病，而春夏轻快者，皆因其人本身之气有偏，遇天地之气衰旺，则有或病或安不同。正为天地人身气脉相通之故，此三才一贯之理也。虚谷自注）

今试论春温之理以质之。盖冬为太阳寒水司令，故伤风寒者，多从太阳经始。太阳主一身之表，与肺同为皮毛之合。邪由皮毛而入，故身热头痛者，太阳经证也。鼻鸣干呕，或喘者，肺气被遏也。但人体质有强弱，受邪有重轻。凡邪重而体强者，则伤太阳经，为麻黄桂枝汤证。体弱者，邪从太阳直入少阴，为四逆、白通汤证。以二经为表里，经脉连接故也。如体弱而邪轻者，以外卫不固，邪亦入阴。仲景曰：少阴之为病，脉微细，但欲寐也。或其邪轻，止见脉微细，欲寐，而无吐利厥逆等重证。内气既和，饮食或亦如常，不但伤邪者不觉，即延医视之，审无他故，惟脉弱欲寐，必认作疲倦，助其元气而已。又当冬令归藏之候，其邪从经入络，经直络横，气血流转于经，邪伏于络，则不觉也。即经所谓邪藏肌肤者耳。且如风为阳邪，性动而疏泄。如桂枝汤证，以风重于寒，故脉缓而有汗，岂非风性疏泄乎。寒为阴邪，性静而凝敛，如麻黄汤证，以寒重于风，故脉紧而无汗，岂非寒性凝敛乎？若但伤于寒而无风，以冬令之收藏，受阴邪之凝敛，则伏而不显。必待春阳鼓动而后发，如冰之凝非阳不化。由是推之，不独体弱邪轻者为然，凡贫苦力食之人，衣单耐寒，日逐积蓄，其脏气固密，邪不能干，则伏于脉络，至其发病，热势倍重。为因邪与元气，究非同类，伏于少阴，与肾阳郁蒸寒化为热。至春少阳气升，热邪随发，故云：春必病温。（批：第四卷萎仁辨后有治案，宜参看。）其蓄之愈久，则热发愈重，理势必然。叔和云：辛苦之人，春夏多温热病者，因冬伤寒邪所致。良非虚语也。其冬不藏精之人，本体阴伤，至春阳旺，阴不胜阳，必致温病，类乎内伤，若兼伏邪，其病尤重。然皆为春发之病，均名春温也。

风温者，冬至一阳来复，则阳进阴退，立春以后，阳气渐旺由温而热。若又可所言"温和之气，原不病人"，殊不思《灵枢经》云：虚风贼邪，四时皆有。人感虚风，而当温暖之候，即成温病，故方书称为风温。（批：又可但知其一，不知其二。）经曰：风者，百病之长也，善行而数变。至其变化，乃为他病也。由是见外邪为病，常二三气杂合而成，多因于邪风，风气鼓荡，众气随之而伤人。故风为诸邪领袖，而称百病之长。然风即阴阳之化气，故温和之阳风则生物，杀厉之阴风则戕物。而有时令方位之宜否，若非其时令方位而来者，虽非杀厉，亦为虚风贼邪，伤人致病。故四时皆有邪风，而春令温暖，又为风木主令，故风温之病较三时为多。若方书所称温热、冬温等名，皆可以"风温"二字该之。盖冬令温和，未必为病，必中邪风而成温病。温重，即成热病，是以不须另分名目也。

暑温者，《素问·热论》曰：凡病伤寒而成温者，先夏至日为病温，后夏至日为病暑，暑当与汗皆出，勿止。（批："伤寒传经论"后论伏暑并治案，及"虚损论"后治案，皆宜参看。）此虽同论伏气之病，但自夏至一阴来姤，阳气渐退。长夏湿土司令，湿土与相火合气，乃名为暑。暑者，阳盛于外，而阴长于内。若姤卦而至遁至否，阴长之象也。如人本有伏气之邪，蓄热已深，而发病于暑湿之令。热自内出，蒸汗外流，清其内热，则汗自止。若止其汗，则热反不泄，故不可止，而内热亦随汗解。若无伏气，而但感暑令热邪，体质多火者，热从火炽，湿随汗去，是暑而偏于火盛，皆名暑温也。兼伏气者，病必倍重，尝见有发病一二日，即昏狂大渴，吐血、衄血者。若仅感时令之热，而非蓄邪深重，何至如此迅暴。即叔和所云：冬伤寒邪，至夏变为热病，热病重于温者是也。

湿温者，夏感暑湿，及四时温病，而体质阳虚多湿者，则热为湿遏，不能宣达，湿因热蒸，蕴酿胶黏，故最淹缠难愈。或胸腹满闷，或体重酸疼，或为疟疾，或为泻痢，或为黄疸，或为痹肿，变证多端，皆湿热为病，是名湿温也。

以上四证，源流不同，各当辨别而治。至于瘟疫，又属大异。盖由五运六气，主客流行，互相克制，或兼秽污之气，蕴酿而成。故其病邪，较风温等为重。考《素问·六元正纪大论》曰：辰戌之岁，初之气，地乃迁，气乃大温，民乃厉，温病乃作。卯酉之岁，二之气，阳乃布，物乃生荣，厉大至，民善暴死。丑未之岁，二之气，大火正，物承化，温厉大行，远近咸若，湿蒸相薄[①]，雨乃时降。巳亥之岁，终之气，流水不冰，地气大发，其病温厉。

按：古无"瘟"字，"温""瘟"义同。所谓"厉"者，状其气之暴厉，而与寻常有别，即后世所称"瘟疫"也。瘟疫病发，往往一方相类，如经所云：远近咸若也。由是可知，瘟疫一证，固非吴又可所创论，《内经》已历历言之，仍不出六气错杂所致。而与温病不同者，在"厉"之一字，岂可谓温病即瘟疫乎？又可复言风、寒、暑、湿等，为天地之常气，瘟疫乃天地别有一种厉气，竟谓瘟疫与六气无涉者，岂天地间六气以外，更有他气，轩岐不知，而又可独知之乎！可见不明六气变化之理，遂亦不辨伏气发病，将春温、风温等概指为瘟疫。既悖经旨，而误后学，其害多矣，可不辨乎？方书又有瘟毒之名，亦即经云

---

① 薄：通"迫"。迫近；接近。《易·说卦》："雷风相薄。"

温厉之意，曰厉曰毒，不过状其邪之凶暴，即瘟疫一类。不必另立名目，以省繁惑也。

六气中惟燥金之气，多由风热、风寒所化。或其人阴虚多火，易成热燥。如经云"秋伤于燥，冬生咳嗽""肺热叶焦，发为痿躄"之类，当宜清润养阴。若体质多寒，而成寒燥，则宜温润，如麻黄汤中用杏仁，以润肺燥之类也。除正伤寒，遵仲景成法外，其四时杂感，或不出如上所叙五证。而五证所化之病，如疟、痢、疸、痹、痧、胀之类，不一而足。既知病邪源流所自，辨六气变化之理，气血虚实之殊，则权衡论治，自不至于混淆谬误。管见所及，聊陈端绪，尚望海内明贤诲正为幸。

## 证治大法

### 春温

（仲景云"发热而渴，不恶寒者，为温病"是也。）春温者，寒邪久伏化热，热由内发，故初病发热而渴。并非外感，故不恶寒。或兼头痛、喉疼者，皆内火上冲，其脉必数。治法宜清内热为主，如黄芩、知母，佐甘草和中，姜、枣调营卫，化津液而致汗，使热从汗泄，但必加柴、葛为使。盖邪伏少阴，乘少阳上升之气而发，郁勃既久，骤难宣达。其火内溃，或作暴泻；外灼，则肢体酸疼；上炎，则头痛、喉痛。故加柴胡，达少阳之气，因势导之出外。以少阳为表里之机枢，则内邪得以外出。经所谓"火郁则发之""木郁则达之"。（批：须认左关脉。）春为风木司令，往往乍寒乍暖，木气或多郁而不伸，故柴胡为时令要药也。再加葛根，入阳明而止渴解肌，肌解而营卫调，津液化，则汗泄而热去。或不知此理，见其热盛，过投寒凉，遏其欲出之势，其热反甚而难退矣。如兼喉疼，宜加元参、桔梗；泄泻，宜加白芍，去知母，恐知母滑泄也。或热盛渴甚，可加石膏；舌苔黄厚，内有实滞，而便秘者，可加大黄。此皆治实证之法也。

若冬不藏精，本体阴伤，春发温病，尺脉空虚，面多油光。其阴既伤，肝风易动，不可轻用柴胡升提其阳，恐致痉厥之变。（批：如兼外感风邪，先须解表，用辛平之品。若过用凉药，则外风不散，内热反郁，变证多端，必至难治。）如初起热郁不宜，宜用羚羊、荆芥、郁金、桑叶、贝母、连翘等轻清透络之法，以宣泄之。营卫流通，虚多邪少，当以滋阴为主，如复脉汤加减。便秘加元参、知母；夹食稍佐消导，如枳实、山楂之类；胃弱而渴者，宜《金匮》门冬汤。总以甘凉滋润，养阴退热，不可用苦寒而伤正气，此大法也。虚实补泻，当细审详辨，随证权宜方为尽善耳。

## 风温

风温者，四时皆有，而春令为多。以温暖之候，感虚风贼邪，遂成风温。而先伤上焦卫分，肺主卫，为皮毛之合。风为阳邪，而疏泄腠理。故初起发热而恶风寒，旋即恶热，则不恶寒矣。不同伤寒恶寒之甚也。或自汗、头痛、颅胀、胸闷；或咳嗽，喉痛。脉必浮弦而数，或两寸浮大，皆阳邪在表在上之证也。热在表而未入里，故不渴。以其为轻清之邪，先伤肺家轻清之脏。内无浊邪，故舌苔不厚，或微有淡色黄白薄苔。先解卫分之邪，宜薄荷、荆芥、紫苏、杏仁、贝母、葱豉之类。（批：邪由表入，必先从表解，勿使内传。解表宜用平散，勿可太凉，盖凉药清里力胜，不能达表开泄也。）若春初木气未伸，亦可稍加柴胡为使。夏令宜佐凉以救肺，秋冬稍佐温散。总以先理肺气为主，否则邪郁入营，或成疹子，或变昏痉。吴门叶天士先生，有论治风温二十则，辨析营卫传变之理，用法浅深之道，最为精详。宜究心而熟玩之，此不多赘。

**暑温**

暑温者，夏至后所感热邪也。古人分阴暑、阳暑。（批：第一卷"伤寒传经论"篇末有论伏暑一节，宜参看。）盖夏至以后，相火湿土二气交会，合而为暑。或值时令热盛，或人禀体阳旺，而成阳暑之证，是暑而偏于火者；或值时令湿盛，或人禀体阳虚，而成阴暑之证，是暑而偏于湿者，非同伤寒之阴证也。（批："虚损论"后有治案，宜参看。）昔人每用姜、桂、附子治阴暑，若冷香饮、大顺散等，昧者或与伤寒阴证同论，则大误矣。（批：寒郁则能化燥，湿蕴则能生热，故虽同为阴邪，而为病各异。所以伤寒内传变热，大便则燥结；暑热，大便虽不解，其解时必溏，以湿邪窒滞故也。）因六气之中，寒为阴，湿亦为阴，虽同属于阴，而二气为病不同，治法迥别，岂可混乎？若偏于火而名暑温者，既为火邪，先伤肺金。肺主气，气伤故脉虚无力；肺主皮毛，故皮腠开而自汗。汗多火烁，津液耗而口渴，喜凉饮，宜白虎汤为主；小便不利者，佐六一散，或益元散。以辛凉甘缓之法，清热救肺。或气伤而喘，必加人参，或《金匮》竹叶石膏汤；若过饮停蓄腹满者，桂苓甘露饮最妙；如汗多脉弱，宜生脉散；日久气伤，宜东垣清暑益气汤，此大法也。倘内有伏热，如叔和所云"冬伤寒邪，至夏变为热病，辛苦力食之人多有之"，如上提纲中所论者，又感暑热而新久之邪并发。其势暴厉，一二日即昏狂大渴，或发斑疹，或吐血、衄血，必大剂寒凉，如白虎、三黄、凉膈、犀角地黄、三承气等，审证选用。若仅感时令暑热，而无伏邪，何至如是迅暴。故辛苦之人则有之，膏粱中鲜矣，不可不知此理也。

## 湿温

湿温者，以夏令湿盛，或人禀体阳虚多湿，而感四时杂气，遂成湿温。虽四时皆有，而夏秋为多。湿热二气胶黏，淹缠难愈。如从下受，则足肿体重；上受，则头目昏闷。胸满腹膨，乍寒乍热，胃不思食，渴不欲饮，大便溏泄，频而不爽，小便黄赤，短而不利，或变黄疸，或化疟痢，皆湿热二气合病也。良由清阳不振，阴邪窃踞，故宜苦温芳香，以宣三焦气化，使小便通利为法。如藿香正气、五苓、六和、消暑丸等方，审证选用。仲景言湿家忌发汗，指湿热在里者。（批：若寒热在表，当用汗解，如仲景之麻黄连翘、麻黄附子等法是也。暑湿胶黏，而在半表半里，故汗之反伤，而邪不出。）因其胶黏之邪，汗之徒泄津液伤元气，而邪仍在，反变坏证矣。既为胶黏之邪，故寒滞之药，亦不宜用。若见腹满，妄用大黄攻泻，则更伤肾元、败脾阳，胀必愈甚，而至危殆，故又不可下也。其或湿盛热轻，尤当用辛热如姜、附之类，使阳气克振而佐二苓、滑石等，以泄其湿。兼表分者，可加防己、赤小豆、木通之类，此大法也。吴门薛生白先生，有《湿热条辨》三十五则，论治甚详，宜参究之。其黄疸、疟、痢等，各按本门论治可耳。

夫阳暑为火，阴暑为湿；无汗身热为邪闭，有汗热渴为津泄。表里虚实，辨别宜清。驱邪养正，不可混施。每见世俗以香薷饮为治暑通套之方，病家不知其害，医者以为成法，可免褒贬。（批：世俗习焉而不察，若此类者，不可枚举。）而不知香薷辛淡而热，为暑门发汗之品，如伤寒门之麻黄也。不辨有汗无汗，表里虚实，而混用之，其害多矣。若黄连泻心火，厚朴温中开胃，原为治湿热之药，而不可治暑温火盛伤气之证。

以其苦燥伤阴，则热反不退而化燥病矣。临证者幸详辨之。（批：最要详审。）

以上四证，虽源流不同，但有互相兼病者。必参合诸证而施治法，知常通变，神而明之，存乎人耳。

### 瘟疫

瘟疫者，由六气错杂，秽恶酿成。邪既深重，原非轻药能治。然人禀体究有虚实不同，亦不可概施攻击。吴又可论证颇详，而立法未免偏于峻猛，或更辨证未确，将暑、湿、风、温等，误作瘟疫而治，则病轻药重，戕贼何堪。余见世俗蹈此弊者不少，良由又可不究六气变化之理，混指一切温病为瘟疫故也。

康熙间，上元戴麟郊先生，推广吴又可之论，而著《广瘟疫论》，其辨证要法有五，学者最宜记取：一曰气，瘟疫病气，臭秽如尸气，与众病气不同；二曰色，其面色垢滞而晦；三曰舌，其苔厚浊满舌，初起白如积粉，旋变酱色，或黄或黑；四曰神，其心神愦愦，似梦似醒，躁扰不安，问其所苦，不能清楚以告；五曰脉，初起脉多沉数，至数模糊不清，或弱或伏，皆由秽浊之邪，壅蔽膜原，神气昏蒙故也。有是五者，方为瘟疫。初用达原饮，开泄膜原，使邪传化，传化之后，其脉象即不模糊沉伏矣。倘五者之中，止见二三，或系暑湿、风温等证，不可便作瘟疫而用重药。凡治疫病，于应用方中必加芳香逐秽，亦须量其虚实。未可如又可所谓，必用大黄方能祛邪。但将风温、暑湿等证辨明，庶免病轻药重之误也。

乾隆间，有山东刘松峰先生者，编次吴又可之论，润色而增益之。称又可为治瘟疫之圣，与《灵枢》《素问》、仲景鼎足千秋，又言又可以《内经》"冬伤于寒，春必病温"为非者，最确。"冬伤于寒"，当作"冬伤于汗"。以冬令多暖出汗，至春必多瘟疫之病，已尝试验者也。予观又可，以一时治验之证，自谓千古不易之法，遂以一切温病为瘟疫，实不明阴阳六气变化之理，独逞臆见，以《内经》为非，乃强不知以为知者也。若又可而果圣耶，既以《内经》为非，则必圣于轩岐、仲景矣，不止鼎足而已。使又可而闻此言也，不知何以自处乎。今轩岐、仲景之书具在，请与又可之论比而观之，果可鼎足千秋否乎？天下后世，必有能辨之者，予可毋赘焉。若"冬伤于寒"，可以改作"冬伤于汗"，则"春伤于风""夏伤于暑"，可以改作何字乎？自古及今，果有伤汗之病名否乎？余诚浅陋，未之闻也。且余尝客粤东、高雷等州，无冬不暖，无人不汗，却未见春必病瘟疫也。总之，阴阳六气偏驳倚伏，变化多端，必求理之所在，断非臆见揣度所能知。不悟己之不明，反以经语为非，过矣。此所以说愈多，则经旨愈晦，而圣道愈衰，后学之惑愈甚，而医风愈下，则生民之厄愈重也。可慨哉！（批：又按：东垣治大头瘟，制普济消毒饮方，是凉泻上焦法。世皆遵用，鲜知辨别。丁亥春有贫妇人，年逾五十，身发寒热，头肿如斗，目闭鼻平，颈以下肢体皆不肿，胸闷不食。医用消毒饮不效，继投大黄更危困。邀余诊视，脉弦迟无力，面晦无泽，唇舌皆淡白，微有薄苔。余曰：经言面肿为风，阴经不上头面，此风邪客三阳经也。且脉证虚寒不解，其阳经风邪，反凉泻其内，无怪益困矣。乃重用荆、防、柴、葛散风，佐牛蒡、杏仁、厚朴利膈清痰，加干姜、甘草温中，以解凉药。服两剂病减思食，又两剂目开肿消，寒热退而粥食大进，调理数日而愈。夫治病不辨脉症，但执古法以求效，难矣。故仲景垂教惟凭脉症，不执死方。未知仲景书者，亦不自知其误也。凡余所治疑难各病而愈者，多贫苦人。若富贵中病，势既重，日必三五医，多方杂试，鲜有能愈者。以此见祸福之权在造化，非医所能为力也。虚谷自记）

（批：又观《素问·天元纪大论》，至《本病》等篇数万言，详论五运六气偏驳胜复而致诸病，因其偏胜，抑郁久则化疫化疠，而病由气致，气有五行不同，有金疫、木疫、水疫、火疫、土疫之分。若吴又可所论是《内经》之土疫一证耳。土为湿化而居中，故邪蓄膜原走中道而传三焦，土为万物所归，故浊邪汇聚，蕴酿成病。其发也徐也持，以浊邪黏滞故也。每见有朝发夕死，或抽搐，或昏厥而暴厉者，即经所云"火疫""木疫"之类。盖木火性阳而卒暴也。由是可知，五疫之邪，必有相兼。有单病变化莫测，或为痧胀，或为疟痢。凡一方中病状相类者，皆为疫邪。重者沿门比户皆病，故其病形在一处而四时不同，在一时而四方各异者，总不出此五运六气偏驳胜复所致也。然则又可且未详究经旨，不过一时经历五证中之一证，即谓一切温病皆系瘟疫，反以经论伏邪发病为非，而不自知其疏浅也。虚谷自注）

## 附答问①

或问：薛生白先生《条辨》内，有诸证皆退，惟目瞑则惊悸梦惕，余邪内留，胆气不舒，宜酒浸郁李仁、姜汁炒枣仁等一则，即制法得宜，得不嫌其留滞乎？请示之。

答曰：借酒气之湿热，与郁李之滑利，导去湿热之邪，取同气相感之理也。惊悸梦惕，魂不藏肝，枣仁酸先入肝，而能

---

① 附答问：原无，据卷首目录加。下同。

安魂。为虑酸能敛邪，故制以姜汁之辛。辛散为阳，酸敛为阴，一辛一酸，二味相和，得一阴一阳阖辟之道。阴阳阖辟而肝之血气以和，则魂安邪去，无惊惕之患。药虽平淡无奇，制法极臻妙理，然亦不过示人规矩，要须随证变化。予却不虑其留滞，防其太温。盖相火寄于肝胆，姜汁、枣仁，性皆温热，故当临证审察，或宜佐以凉肝耳。

或问：王叔和撰《伤寒例》中云"冬伤寒邪，藏于肌肤"等语，后世多非之。如慈溪柯韵伯之超卓，亦谓叔和之谬，而子独宗其说何也？

答曰：《伤寒例》不合仲景之旨，故谓其非。若"邪藏肌肤"一语，原本《内经》，非叔和臆说。况柯氏虽多卓识，而有发明，惟此论亦矛盾而不当。即如其论云：以其人肾阳有余，好行淫欲，不避寒冷。尔时虽外伤于寒，而阳气足御，但知身着寒，而不为寒所病。然表寒虽不得内侵，而虚阳亦不得外散，仍下陷入阴中，故身不知热，而亦不发热。冬时收藏之令，阳不遽发。若寒日少而蓄热浅，则阳火应春气而病温；寒日多而郁热深，则阳火应夏气而病暑。此阴消阳炽，从内而达外也。按此一节，既言"外伤于寒"，又云"但知身着寒，而不为寒所病"。夫身知着寒，则寒邪已伏藏肌肤矣，因其不发，故不觉也。

又曰：叔和不知此义，谓寒毒藏于肌肤。夫寒伤于表，得热则散，何以能藏；设无热以御之，必深入脏腑，何以止藏肌肤；且能藏者不能变，何以时换而变其所藏乎！不知原其人之自伤，而但咎其时之外伤；只知伤寒之因，不究热伤其本；妄拟寒毒之能变热，不知内陷之阳邪发现也。按此一节，言寒邪不能伏藏，藏则不能变热，其热为内陷之阳邪发现。试问寒为阴邪，阴邪凝敛，且不能伏藏，则内陷之阳邪，又何以能藏，而至春夏发现，岂非自相矛盾乎？正为其人肾阳有余，或寒邪不重，故不深入脏腑，而伏藏肌肤。夫冬寒春暖，天地之气随时而变，所感之寒亦天地之气，岂反不随时令而变温热乎？乃言藏则不能变，何不思之甚耶！

又曰：于此见逆冬气，则少阴不藏，肾气独沉，孤阳无附，而发为温病也。按此一节，引《调神论》所云"逆冬气"者，即"冬不藏精"之义。与冬伤寒，春病温者，有内伤外感之殊。余于六气论后答问中，已详其义，请更观之。若冬不藏精而病温者，本篇提纲中，亦经叙明也。柯氏之意，谓止有内伤之温病，而无伏邪之温病，似欠体会经旨。如止本气自伤，何以仲圣亦言伏气之病。（批：仲景绍圣轩岐，亦有伏气为病之说，正合经旨，后人反欲自逞臆见，异议纷纷，更有如吴又可之直譬经文为非者，岂其智量固能超于轩岐、仲景乎？得非妄诞自矜之流与。）以意候之，假令旧有伏气，当须脉之。此伏者究为何气？岂本身之气又有所谓伏者乎？由是益可见经言"冬伤寒""春伤风"等，论四时伤邪，过时发病，与《调神论》所言逆冬气则伤肾、逆春气则伤肝等，岂非有外感、内伤之异哉？自不可因《伤寒例》之非，并不察其是处而概非之也。

## 评《温病条辨》

近有淮阴吴鞠通先生，名瑭，著《温病条辨》一书，宗叶氏大意，从河间分三焦立法，引经正名，分晰伤寒温病之异，多有发明。其提纲云：凡病温者，始于上焦，在手太阴。此即叶氏所云"温邪上受，首先犯肺"之旨也。但将风温、温热、瘟疫、冬温并为一类，而曰初起恶风寒者，桂枝汤主之；不恶寒而渴者，均主以银翘散。以瘟疫改作温疫，仍古体也。又谓吴又可《瘟疫论》未善，而达原饮一方，过于削伐，甚谬！（批：六气有阴阳之异感，人有浅深之殊，则病形治法，迥乎不同，辨之不可不精。庶期药病相当，所以仲景之辨风寒证治，微妙入神。惜乎温暑各条，缺失不全，又多混入伤寒条中，后人未能深得其旨。欲思效法，而论温暑证治，则辨别未精，虽有善法，与病不合，无所用之。是故学者，必先究心六气阴阳之理。仲景辨晰脉症之详，苟能深悟其旨，则风寒温暑证治虽殊，理法则一，自不为似是而非之说所惑也。）

予按此论，不能允当。若又可立法虽偏，其达原饮一方，犹为恰当，不可非之。何故？盖风温为轻清之邪，从皮毛口鼻而入。鼻为肺窍，皮毛肺之合也，故肺先受伤。人感虚风贼邪，而当温暖之候即成"风温之病"。四时皆有，温重即热病也。故如温热、冬温等名，皆可以风温二字括之，不必另分名目，以省繁惑。惟春为风木司令，而气候温暖，故风温较三时为多耳。若瘟疫一证，由五运六气，主客流行，克贼偏驳所致。如《六元正纪大论》所云辰戌、卯酉、丑未、巳亥等岁，或云"民厉温病"，或云"厉大至，民善暴死"等，即后世所称瘟疫也。古无瘟字，温瘟义同。所谓厉者，状其气之凶暴、病之危速。或因秽污之气，与时令之邪，蕴酿而成。故方书又有温毒之名，亦即温厉之意。曰毒曰厉，总形其邪之恶耳。是以瘟疫一证，病势甚重。初起即厚苔满舌[①]，邪伏膜原，盘踞深固。须达原饮，始能开其浊结，使之传化。故又可有九传之说，历叙证状甚明，而与风温大有不同，非轻药所宜。且叶氏所云温邪犯肺，正指

---

① 厚苔满舌：石印本此下有"如粉积"三字。

风温而言，故肺先受伤。今观银翘散方，亦轻清开肺治风温之药，以之治瘟疫，则病重药轻；疫邪结于膜原，而用开肺之法，则病深法浅，皆非所宜矣。况桂枝汤，本治风寒之方，用治风温已不甚合，若瘟疫初起，或有恶寒，多因浊邪内结营卫，气壅表阳不宣之故。即使外有微寒，而以达原饮开其内结，使营卫气通，内邪外达，则微寒亦散，恶寒自除。岂可用姜、桂之辛热，更助热邪，甘、芍、大枣之甘温，反壅气机乎？可知桂枝、银翘两方，均不可以治瘟疫。斯则鞠通辨证未清，立法不当，非又可之方不善也。

又《上焦篇》化斑汤下"方论"之后曰：按吴又可有托里举斑汤，不言疹者，混斑疹为一气也。考温病中发疹者，十之七八；发斑者十之二三。盖斑乃纯赤，或大片，为肌肉之病；疹系红点高起，麻、瘄、痧皆一类，系血络中病也。观此，益见鞠通将瘟疫、风温，混而不辨，并非又可不分斑疹也。盖风温以轻清之邪伤肺家轻清之脏，故初起发热、咳嗽、喉疼、胸痛、颅胀，皆轻邪在上也。舌无苔，或有微薄黄白苔，而内无浊结也。如邪郁不解，热入血络而成疹子。疹者，手太阴肺病也。若再不解，则逆传心胞，而变神昏痉厥之危证矣。以其邪由肺入，虽传心胞，热在血脉，与胃之主肌肉者无干。故风温之邪，但有疹而不成斑也。若瘟疫者，秽浊之邪客于膜原，膜原在肺之下，胃之上，故舌苔厚滞。以浊邪壅蔽胃口，胃热郁而成斑，故斑为足阳明胃病也。如膜原之邪，由肺外达，则其结已开，邪已化，必作汗而泄。故瘟疫之邪，但有斑而不成疹也。吴又可所论瘟疫，以未见有疹，故不言疹，并非将斑疹相混也。如果瘟疫又兼风温，则斑疹互现，偶或有之。然膜原在里，邪结膜原，须用重药以开里结，则表气亦通，斑化而疹自消。倘用轻药，清肺治疹，则里结不开，疹亦难化，非其法矣。若风温之邪，不兼内浊，非瘟疫证，则发斑者十无一二。故鞠通言温病发疹十之七八者，实为风温，而非瘟疫，岂得与又可之论相混哉。又可混称一切温病为瘟疫，是指鹿为马；鞠通又将瘟疫作风温而治，是以马为鹿，其失均也。且经云："冬伤于寒，春必病温。"此以伏寒化热，乘春阳上升而发为温病，故名春温。仲景所云：发热而渴，不恶寒者，为温病是也。以其内热，故初病即渴；以邪非外感，故不恶寒。与风温之邪，由外感者，又为不同。鞠通亦不辨析论治，各证源流未清，故立法不能尽当也。

又《上焦篇》论温疟一条曰：骨节疼烦，时呕，其脉如平，但热不寒，名曰温疟，桂枝白虎汤主之。此虽本于《金匮》之文，但其自注云：阴气先伤，阳气独发，故但热不寒，令人消烁肌肉。又次条论瘅疟曰：但热不寒，或微寒多热，舌干口渴，此乃阴气先伤，阳气独发，名曰瘅疟，五汁饮主之。以上两条，一论温疟、一论瘅疟。乃同云阴气先伤，阳气独发，两证无所区别，互相牵混。按《内经》曰：先伤于风，而后伤于寒，故先热而后寒，名曰温疟；又曰阴气先伤，阳气独发，故但热而不寒，令人消烁肌肉，名曰瘅疟。是温瘅两疟，因既不同，现证各异，而有内伤、外感之分《金匮》论瘅疟，文与《内经》同；论温疟，稍有简异，亦不与瘅疟牵混。盖《内经》论病源，《金匮》论治法，文虽不同，意不相远。鞠通将瘅疟经文，作温疟注解，两证牵混不分，岂未读《内经·疟论》耶！

又如《下焦篇》有一条云"秋湿内伏，冬寒外加"等语，牵引经文作证，尤乖义理。予另有《素问辨疑》一篇，再请明者鉴定何如。（批：是评成于嘉庆年间，至道光乙酉夏初，适吴

鞠通先生到吾绍，余将此稿托友请教鞠通先生，而鞠通竟无回报，不知其意究为然否。想海内不乏高明，定有能鉴别者也。虚谷记）

再按：鞠通云：凡病温者，始于上焦，在手太阴，故立银翘散为主方。又可论瘟疫，邪结膜原，故制达原饮为主方。此如仲景之论伤寒，脉紧无汗，主以麻黄汤；脉缓有汗，主以桂枝汤。盖邪既不同，感有深浅，而方药之轻重各异也。夫风温为轻清之邪，伤肺家轻清之脏，故从手太阴始；瘟疫为秽浊之邪，故伤胃口而结于膜原，因胃为水谷之海，浊味所归也。鞠通既云从手太阴始，是论风温之证矣。银翘散皆轻清之药，是治风温之方矣。乃将瘟疫并为一类，而议吴又可之非。则不自知牵混之误，反论他人短长，盖亦疏矣。

## 附答问

或问："募原在胃之上口"一说，请细悉之。以定其处，否则恐认膈膜为募原。

答曰：详"原"字之义，似指躯壳内空阔处也，因其空阔，故能蓄邪。经曰：上焦如雾，中焦如沤，下焦如渎。则空阔处，无过上焦肺胃之间，以其蓄积阳气，而无浊滓所聚，故云如雾，而又称气海也。《素问·举痛论》云：寒气客于肠胃之间，膜原之下，小络急引，故痛。按此言肠胃之间，膜原之下，则指膜原在肺下胃上之间矣。又《疟论》云：邪气内薄五脏，横连膜原。既云内薄五脏，则在躯壳以内；横连膜原，犹在脏腑以外。（批：考核精详）是膜原为半表半里之界，而在肺下胃上，与膈膜逼近。由此观之，竟以膈膜为膜原，似乎不可。若定谓膈膜非膜原，实亦相连属也。即如风温轻清之邪，受于手太阴经，内连胸肺，则咳嗽胸闷，而无舌苔，或不妨食。若感浊邪，如瘟疫及湿温之重者，则必脘痞、恶食、舌苔厚腻。以其近于胃口，故昔人谓邪客膜原也。因在表里之界，故邪从中道而走三焦，则表里之药皆不宜，所以吴又可有达原饮之制。既非手太阴证，岂吴鞠通之银翘散所能治哉。况著书立说，原为明道济人起见。而理虽无穷，是非一定。故愈辨驳，则理愈明。余又何敢自信，故亦广求驳正，以期大明斯道，不亦为天下后世之一助乎！

## 评王于圣《慈航集》

近时王于圣先生，名（勋），著《慈航集》医书，惟疟痢二证，原经立论，犹为合理。其所定六十年花甲之方，窃恐未可为凭。盖司天在泉之气，主病有应，有不甚应。以其主客运气，转旋互换，相制相生，而有胜复偏驳，变化之理甚微。又兼人之体质，阴阳强弱，皆各不同，故病之变态，莫能测料。（批：刻舟求剑，失之远矣。）即使洞明运气之理，亦不能拘之以测病论治，而况于圣于六气病变之理，尚未甚明，乌能洞悉主客运气流行之微妙乎？是故必先究明六气之理，审其因于何气之邪，传变之证，然后方可名病制方。而司天在泉之理，亦不出六气变化之中矣。然则何以见于圣未明六气为病之理耶？观其《春温论》曰：春温者，春日过暖，万物发生之时也，犹如春花初放，偶受霜雪之侵，寒冰冻结，其花尽僵。若不就日之阳和，则渐焦枯，更向阴处藏之，岂望其发生乎？此因寒证用寒药之误，今将天时以比之，则知寒凉不可轻投矣。（批：后世辨证论治，往往似是而非，故学者必详究仲景之书，苟能悟其理法，自有得心应手之妙。反观诸家之说，则瑕瑜立辨，舍其短而用其长，庶免歧误之害也。）

余按此说，比之以春花受霜雪而僵，又云寒证用寒药之误，直是论伤寒，而非论春温也。霜降以后，春分以前，皆有伤寒之证。如果审系寒邪，自当温散，否则胡可妄投。且寒为阴邪，温为阳邪，病源不同，治法迥异。既论春温，岂可与伤寒牵混。此其不明一也。

而况温病之中，更有源流不同。如春温者，经云：冬伤于寒，春必病温。以其伏寒化热，乘春阳上升，热由内发，故名春温也。今云寒证用寒药之误，是为阴证伤寒矣，岂春温之谓乎。又如风温、暑温、湿温、瘟疫等证，皆各不同，以其非伤寒之证，故均名温病耳。论中又曰，风、寒、暑、湿皆系阴邪，并非火证，俱用温剂；燥火二气，虽系热邪，初病总因受寒而起，先要温散寒邪，然后方可清其燥火。要知外逼寒邪，内伏燥火，故初治宜温散，内火亦从汗解矣。若据此说，则六气之病，俱当用温药，竟无阴阳之分，尤为非理，此其不明二也。

夫治病者必审其现证，寒者热之，热者寒之，药随病变，朝夕不同，惟求其当而已。今既云燥火二气系热邪，又云初病总因受寒而起，先要温散，岂有既成热邪，不顾现在之证，反以初起受寒为凭，而仍用温散之理？如伤寒传里变为热邪，必用白虎、承气。冬伤寒而春病温者，伏寒化热，热由内发，急当清里，岂可谓初病因于伤寒，而仍用麻黄、桂枝等汤以温散乎！仲景之法，全在审证立方。其邪既变，故方药亦变，是以有一定之理，无一定之法；有一定之方，无一定之病。无一定之病，故方之宜否，必当随时审证，施之得宜，庶几无误。岂可稍有偏执哉！

而况六气之病，阴阳各异，寒者止居六中之一，而春夏秋风火湿热等病，不啻倍蓰，何以见总因受寒而起耶。若云外逼寒邪，内伏燥火，此《伤寒论》中大青龙汤之一证。大青龙汤，中有石膏，亦非纯用温散。既为燥火之邪，若执温散之说，非但不能作汗，必至发狂斑烂，祸不旋踵矣。《内经》明言寒为阴，风为阳，而火湿合气，则名暑。今将风、寒、暑、湿，概指为阴，阴阳不明，则六气变化之理，自不能辨，无怪乎以伤寒而作春温也。夫伤寒之病，霜降后至春分前则有之。余时纵有暴寒，其气轻浅，不须用麻黄等汤，即不可名伤寒，不过感冒而已。若大江以南，更少正伤寒证，寒邪既轻，旋随时气变成温热。是故四时中病外感者，风温湿热，十居七八，而正伤寒罕见二三也。可笑世俗，无论方土，不拘春夏，但见发热头痛，即名伤寒。徒执《难经》"伤寒有五"之一语，因名昧实，六气不分，阴阳不辨，以药试病，淆误已多。若再以诸病总因受寒而起，先要温散之论，横于胸中，害难胜道矣。若温病之发热头痛，与伤寒虽同，而伤寒必甚恶寒，须俟邪解方休，以其为阴邪也；温病则不恶寒，或反恶热，或初起微有恶寒，一半日即不恶寒而变热，以其为阳邪也。阴阳之象，迥然可辨，而治法大异，胡可稍涉疑似哉。

医理精微，通乎造化。若以庸庸之资，虽研穷毕世，莫识其端。岂可以一知半解，辄欲著书立言，似是而非，悖经害道，俾浅学效法，而灾及生民，流毒后世。呜呼！可不慎欤！


## 《千金方》房术论

夫言以载道，而言之得以流传千古者，书也。孟子曰：尽信书，则不如无书。是道赖书以明，所以害道者，亦书也。呜呼！著书固难，读书不尤难乎？书之无关人心风俗，生民性命者勿论。其关人心风俗生民性命，而言之显然悖理，人皆能辨之，犹不足以害道。若夫似是而实非，似真而实伪者，其为害道也大矣。正人心而善风俗，儒者之书也；佐造化而保性命，医者之书也。世上之书，孰有重于斯二者乎？韩子曰：非圣之书不可读。然诸子百家，多有羽翼圣经，启迪后进之功，亦有不容尽废者。善读书者，要当先读圣经以明其理。理明于心，后读诸家之书，则纯驳自分，真伪立辨。（批：儒者、医者皆当如此。）此所以信其所可信，不尽信其所不可信，必以圣经为标则而准之以理也。

即如医门诸子，若唐之孙真人思邈，亦可称亚圣矣。著有《千金方》，国初张路玉先生，为医门大贤，疏《千金方》为《衍义》。其中阐幽发微，功难殚述，即有小疵，诚非浅学所能窥，宜无悖理害道之说杂于其间，必可信矣。乃于二十七卷《养性门》尾后，立有"房中术"一条，以御女而采阴补阳为益寿长生之术。无论其术验否，当知天地间未有行悖理丧良之事，而反能益寿长生者。（批：至理名言。）其为害道邪说显而易见，岂有贤如孙真人，为此害道之邪说哉！必由好奇之人，摭拾附会以伪托耳。后贤因过信孙真人，遂不辨其伪妄，而反衍之，盖亦千虑之一失也。以丹溪之明，始犹据理而论。言人之生，心火居上，肾水居下，水升火降，生意存焉。医者立教，恬淡虚无，精神内守，所以遏火之动于妄也。君火不妄动，则相火守位，焉有燔灼之虚焰，飞走之狂势也哉。然而卒不辨其为伪，继又矛盾以圆其说曰：《易》兑，取象于少女。兑，悦也，遇少男艮为咸。咸，无心之感也。艮，止也。房中之法，有艮止之义焉，若艮而不止，徒有戕贼，何补益之有。窃详《千金》之意，彼壮年贪纵者，水体非向日之静也，故著房中之法，为补益之助。此可用于质壮心静，遇敌不动之人也。苟无圣贤之心，神仙之骨，未易为也。

余按丹溪之言，亦知此方之不能无弊，曲为之说，意非不善。惜乎见理未彻，不敢直斥为伪，而游移其词，反致矛盾。遂使后世妄人，贪生延寿，邪说弥增，邪行愈炽。至于败德丧命，莫能数计，甚可悼也。夫《易》以奇偶表阴阳之象。无心之感者，即所谓无思无为，寂然不动，感而遂通天下之故也。此圣人论天理之微妙，必待人欲净尽，而后虚灵明彻，豁然感通。苟有一毫思为，则此心壅滞，已蔽其明，不能通乎天人合一之理也。其云少男少女者，用喻阴阳生化之道，出乎天理流行之自然。艮其背，不获其身。则此心寂然，无一毫人欲之萌也。今云房中之法，有艮止之义，是以愚夫愚妇炽然之欲念，比圣人虚灵明彻，寂然不动之心，呜呼可哉！且言可用于质壮心静，遇敌不动之人，苟无圣贤之心，神仙之骨，未易为也。试问既已质壮心静，药饵且不须，何劳采补乎！天下古今，岂有行悖理丧良之事而称圣贤者乎？亦未有采人垢秽可资成仙之道者也。夫欲念动而阳始举。今曰心静，又曰不动，既心静不动，则阳何能自举。阳不举，则焉能行采取之术，何矛盾之甚耶。且如道家金丹等书，亦莫不痛斥采补为邪术，何况儒者，而反牵引经文，为彼佐证，不几于侮圣言乎。

由是言之，孙真人既成仙道，断无如斯邪说流传，其为妄人伪托显然，必不可信。而丹溪之说，似是实非，易于惑人，尤不可以不辨。吾愿天下后世，有司命之责者，读古人书，当以圣经为标则，而准之以理，勿过信其所不可信，庶不贻害道之祸。则人心可正，风俗可善，造化可参，而性命可保也夫。

语曰：仁者寿。又曰：仁，人心也。是故欲得长生者，惟求吾心之仁而已矣。吾欲仁，仁斯至矣，求在我者也。愚者舍本逐末，肆欲妄为，丧其天良，本为贪生，反速之死，诚可悯也。皆由邪说流传，昧者不辨，甘蹈水火而不悔，毒害何可尽言。夫道高一尺，魔高一丈。凡邪说之惑人，每假圣贤仙佛名目，虽有智者，往往亦为所愚。故如张路玉、朱丹溪诸贤，犹不免堕其术中，则知世之遵信坚固而不可拔矣。一旦欲辟其谬，而辨其伪，使人翻然悔悟，则非具过人之识，见理明彻者，所不能也。今观先生此论，不独析理精微，如老吏断狱，邪伪立辨，而救焚拯溺，为普渡慈航。其有功人心世道，岂浅鲜哉。

## 虚损论

治虚损者，先辨阴阳，次分上下。阴虚者，最忌助气；阳虚者，大禁寒凉。上损则清金为先，下损必固肾为主，此千古不易之成法也。其有阴阳两亏，上下交损者，当权其轻重缓急，而进药有先后之次序焉。但其病状变化无方，而理法通微入妙，若不明先天后天生化之源，脏腑刚柔偏胜之弊，则莫知其绪，而辨证不确，投剂无功矣。夫阴阳之气，禀于肾元；生化之权，操乎脾胃。故肾元亏损，禀质不足者，全赖脾胃生化以滋培《难经》谓：上损至下，下损过中，皆不治。以脾胃既败，无法可施也。然脾胃之能生化者，实由肾中元阳之鼓舞，而元阳以固密为贵。其所以能固密者，又赖脾胃生化阴精，以涵育耳。经曰：阴平阳秘，精神乃治，即此之谓也。

是故脾胃与肾元并重，用虽二而体则一也。但阴阳虽禀于肾，而生生之气，出于肝胆，清阳自左而升，阳生于阴也。脾土健运，而胃气下行，浊阴从右而降，阴生于阳也。此一升一降，实为阴阳旋转之机枢，而与天地同其造化者。故天地节序有迁移，而人身气血亦应之。虚损之人，气血既亏，阴阳运行，不能循度，动多窒滞，故欲培其根本，必先利其机枢。（批："利机枢"三字真为治虚损要法，亦为治虚损秘诀也。然必悟彻此三字之理，而后阴阳可调、升降可顺、根本可固、营卫可和、气血可平，则神志爽而起居安，何虚损之不愈哉！既悟其理，非徒曰"虚者补之"而已。）若不知此，而徒用呆补之药，则气血愈郁，反增其困。或致胀闷，或致泄泻，皆由机枢之不利也。然则何以利之乎？曰：清气出于肝胆，肝胆，木也。性喜凉润而条达，故宜疏利，勿壅遏也；宜柔润，勿克伐也。风以扬之，雨以润之，木有不欣欣向荣者乎？脾为阴土，喜香燥而温暖，暖则阳和敷布，健运不停；胃为阳土，喜滋润而通畅，畅则饮食以时。脾气鼓动而化精微，生津液，津液周流，浊滓下降，浊降清升，机枢自利矣。若肝阳过升，胃气被逆；或脾气困弱，饮食难消，皆当随时审察者。故治虚损，而不知缓急先后进药之序者，未可与议也。补偏救弊，转危为安，虽在良工之用心，尤要病者之调护。不然，功不逮过，亦徒劳耳。

### 附辨假虚损[1]

再按虚损，有真假之分，尤不可不辨。本元亏为虚，脏真伤为损，故总名内伤，如前所论是也。若假者，似是而非，或不辨而误服补药，变成败坏之证，反不可治矣。姑举数则，余可类推也。

---

[1] 附辨假虚损：原无，据卷首目录加。

一、凡心跳头眩，梦寐不安者，世俗多作虚损怔忡，而用补剂。不知有痰凝气滞，郁火冲动者。一投参、地、枣仁、萸肉等药，初不之觉，（批：因不觉而见小效，故无不确信为虚而酿成痼疾矣。）或见小效，而涩补之味，渐渐敛痰，入于包络，旋发旋重。或变风痫抽掣，不省人事，甚则癫狂，不可救治。夫虚损而至怔忡者，先因肾亏，劳心耗血，水不济火，虚火上冲，心神动惕；血不养肝，肝风上冒而头眩。其心肾之脉，必动数虚大，肝脉急强，乃为木火偏胜，阴血虚损之象。（批：辨别明晰。）若因痰凝火郁者，外证虽似，而脉则迥异，尺部沉静如常，两关寸沉迟弦涩。以其清阳不振，气滞痰凝故也。或因触怒劳心，心肝火动，为痰涎郁遏，火不得泄，则亦如怔忡，甚或昏厥。但用理气清痰，则郁火解而病自愈。当其病时，寸关沉滞，而尺部或见浮大似虚。此正因涎浊阻于中焦，而下焦阳气不能上达之故，非为真虚。（批：脉理甚微，故必反复推勘。）但理中上二焦，使气顺痰清，其尺脉亦即平复。如果细审有兼肾亏者，亦必使关寸之脉调达，而无浊涎所阻，方可滋补。（批：进药有先后次序。）否则气血未滋，而痰涎更结矣。

二、凡咳嗽，或因风寒外闭而嗽痰，或因风热内客而干咳。若作虚损而误补，则邪气内伏，反觉小愈。（批：浅学未能明察，皆为小愈所迷，至死不悟其故也。）于是医者病者，皆信为虚，更进补药。邪与气血胶结，如油入面，神丹莫疗。或邪久郁动火而吐血，则更认为劳损；或邪火走注，一身皮肉筋脉皆痛，则认为血枯；或肺气窒塞，声闭不出，则认为哑劳。（批：一误而至百误，愈误而愈迷，至不救而已。）而不知由假成真，至死不悟，可胜悼哉。夫虚损咳嗽，虽亦有发热之证，然咳声无力，两颊常红，其尺脉空虚而数，肺脉虚大，并不弦滞，皆由肾伤水耗，相火上炎犯肺，方可用二冬、参、地之属。若脉虽弦数，肺部沉滞，此风寒外闭；或肺脉虽大而有力，尺部不虚，是邪郁化火。（批：尺既不虚，则肺火自盛可知。）皆非虚损，而当清理泄邪。其初起必有恶寒发热之状，且虚劳咳嗽由渐而来，外邪咳嗽，卒然而至，迥有可辨也。（批：虚劳咳嗽，其声嘶而无力。）

三、凡吐血，其因甚多。或因用力动火，须用和络化瘀，固气调中；或因暴怒气逆动血，须顺气化瘀；或因外邪郁火冲动，或受热邪动血，皆当清邪化瘀。今观世俗，多不细辨。一见吐血，率用二冬、二地、阿胶等类。其因用力及暴怒动血者，得凉润腻补，血虽暂止，瘀遂结于络中。续生新血，不能循行归经，满则必溢。（批：初治失当，必成病根。）故逾时复吐，吐则又补，愈后又发，旋发旋重，终至不救。其因外邪吐血而误补者，变证尤多。以上诸弊，余目击不可数计，竭心力治之，全愈者十无一二，半愈者十无三四。或吐血虽不发，而咳嗽终身不瘳，带病延年，即为万幸。医者不悟，自以为是，病者畏虚，甘于补死。（批：或虚或动，二者必见其一，审因尤为要着。）殊不思虚损吐血，总因肝肾同伤，尺脉必然虚动。虽暴怒伤肝，肝脉大而尺脉不虚。既非虚损，其血出于胃络，必当审其所因，以清理化瘀为主。瘀化气和，其血自止，饮食调理，渐可复元。与其误补而成病根，何如勿药之为善乎。

呜呼！余岂好辩哉，盖不得已也。若不明六气外邪之脉症，则实者误补；不明人身阴阳虚实之脉症，则虚者误攻。是故惯于用补者，既不识外邪证治之法，乃曰：但补其正，正气旺则邪自除，犹君子多，小人自退也。（批：吾见死于此二说者，不知凡几矣。伤哉！）其惯于用攻者，不知实中挟虚之证治，乃曰：攻邪所以救正，邪去，则正自复也。二者各执一说，似是而非。病家惶惑，莫知所从，不得不祷于鬼神，而求神药，或用香灰代药散。（批：病家无可折衷，既不知医理，不能不祷鬼神，其情亦可哀也。）噫！理之灼然可明者，犹难取信，而欲希验于冥冥中，其诚果能感格于鬼神乎？

夫正亏为虚，邪盛为实。正虚者，有阴虚、阳虚、气虚、血虚之异。阴阳虚者，须培肾元，以阴阳蓄于肾也。气血虚者，须调脾胃，以气血生于脾胃也。邪实者，有风、寒、暑、湿、燥、火之不同，受病有脏腑、经络、表里之深浅，而用药有轻重缓急之别也。然纯虚者，补之尚易；纯实者，攻之不难。无如纯虚纯实之证少，而虚实错杂之证多也！（批：世多虚实错杂之病，乃止有治纯虚纯实之医，故人不死于病，则必死于医。殆亦世道人心之不古，所以天假仁术以杀之乎？）正虚挟邪，执用补法，则锢其邪；执用攻法，则正气脱。不知此理，动手即乖。故必审其阴阳气血，孰者为虚；经络脏腑，何处受邪。权其轻重缓急，或攻多补少，或攻少补多，随证设法，惟求恰当。是故古方补泻同用，寒热并陈者甚多，《内经》所谓"复方"也。世俗习于时尚，而昧古法，反以为怪，而不敢用。凡遇虚实错杂之证，则束手无策也。

夫攻邪所以救正，补正即可祛邪，原有至理，但必辨析，未可混淆。若各执一说而相抵牾，其害则同。假如风寒之邪，初入经络，邪郁在表，身中阳气不伸，故身热头痛。但用辛温发散，表之汗出，则身凉而愈。又如热邪内结，腹满坚痛，其人元气不亏，可用大黄等药攻下，则邪去而安。此皆所谓"攻其邪，邪去则正自复也"。如或虽汗，邪不能退，或屡表不汗，神气委顿，此中虚不能胜邪，须用参、芪、归、芍之类，佐以疏散，补托解邪，则汗出身凉。又如下元素亏，初感风寒，即入阴经，但冷不热，或厥逆腹痛，下利清谷，当用姜附理中等汤，以扶元阳，则风寒自去。此皆所谓"补其正，正旺则邪自除也"。然此惟论风寒之邪耳，若暑湿则又大异。暑湿从口鼻吸受，由膜原而走中道，漫延三焦，故必分三焦论治。（批：邪之阴阳清浊不同，病之浅深表里各别，则治法迥殊矣。）膜原在肺胃间，邪入膜原，肺胃皆病。所以暑湿初感，即胸闷不食，肺胃现证也。愈后多日，胃尚不开，或余邪隐伏，得食即复发，故最淹缠难愈。非如风寒邪在躯壳，毋庸禁食，可用补法也。

夫药之入口，必先到胃。暑湿初受，即踞胃口，虽虚弱人不能用补，补则反锢其邪，故必先为清理。惟权其体之强弱、邪之轻重，以准药之缓峻，使邪气传化，正气流行，方可清补兼施。其邪正进退，互相胜负，此中消息，尤当细心体会。（批：实非易事，难与浅学者道也。）必使正气渐复，邪气渐消，庶可生全。是则所云"补正邪自除，攻邪正自复"者，俱不可用矣。且攻击之药，中于病所，则病去；如不中病，则攻其元气，而邪反不去。即如暑湿无形之邪，虽满闷，而按之虚软。化其三焦之气，则邪从小便而去，或从汗解。大黄者，迅利峻下，直走肠胃，若有形积滞结于肠胃，按之坚痛，方可用之。或用之不当，纵其人本元未亏，邪亦由此轻减，而元气无不伤残。往往病后虚怯难复，况本虚之人，无不危矣。且其无形之邪，本在半表半里。攻其肠胃，则表邪乘虚内陷，多成坏证；若又不顾伏邪在内，而执用补法，则邪与气血，胶固难清，必至淹缠，日久终归不起。呜呼！不明至理而偏执一说以自是，则假虚假实之证，未有能治之者。爰辨其概如此，幸明者鉴诸。

## 真寒假热治案

丁亥春仲，有七十老人，数年前患疟，病根未除，每至夏秋则发。去冬至春，忽病呕吐战振，筋脉挛痛，愈后屡发。或见其小便黄赤，大便干而少，面有红光，谓是肝郁化火，火逆犯胃作呕，胃阴不足，故小便黄赤，大便干少也。余诊脉，虚涩少神，观舌苔，白腐而厚。因言中焦虚寒，浊阴聚胃故呕吐，是胃阳不振，非肝火作逆、胃阴不足也。病家惶惑，未知孰是，余遂辨之。经曰：膀胱者，州都之官，津液藏焉。气化，则能出矣。又曰：三焦者，决渎之官，水道出焉。是小便之行，必由三焦气化而出。三焦为少阳相火，故火盛，则小便黄赤；火衰，则小便清白，此常理也。然经又言：中气不足，溲便为之变。中气不足者，中焦虚寒也。小便反变黄赤，何也？中有妙理，若不细心体会，欲得其旨，岂不难哉。倘不辨明，或本虚寒而见小便黄赤，误认为火，而用凉药；或系火邪，混引经文中气不足之语，误用温热，其害均也。夫火炎上，水流下，自然之性也。故火有余者，必先盛于上，而后盛于下；水有余者，必先盛于下，而后盛于上，此常理也。（批：知常通变，非悟道者不足以语此。）然水激之，可使在山，失其就下之性。火若以寒冒之，则屈伏在下，失其炎上之威。三焦者，相火用事，熟腐水谷而化精微，生津液而通水道，故名为焦，取火熟物之义。相火足，气化行，则水道通利，而清浊不混。故曰"上焦如雾，中焦如沤，下焦如渎"也。若相火衰弱，中焦虚寒，不能化气，则胃中汤饮痰涎，浊阴凝聚。而衰弱之火，势必不能炎上，而屈伏于下，水道不畅，小便反变黄赤。此所以中气不足，溲便为变也。（批：如此解经，真得轩岐之髓。）

其大便干而少者，仲景曰：脉沉而迟，不能食，身体重，大便反鞕（同硬），名曰阴结。此谓阴寒凝结也。（批：如此辨证，方合圣经之理。）世俗见大便坚难，多作火治，误矣！今脉虚涩，身重，不思食，而大便干少，正仲景所云之阴结也。然则何以验之？则当辨之于舌。舌为心之苗，心为君火，色本赤。三焦为相火，脾胃为中土，火土相生，气脉相贯。（批：自古多观舌苔以辨证，从未有道其所以然者，不知所以然之理，则常者可识，变者难识也，真者可辨假者不辨也。非深通乎阴阳五行造化之妙，焉能知其所以然之理哉！呜呼！医岂易事乎？何世俗之多医耶？吾不敢过而问也。）是故胃中或寒或热，或清或浊，其状其色，必现于舌。舌苔厚腻者，胃中阴浊凝聚也。其色若黄，黄为土之本色，土有生气，生土者火，火与阴浊交混，而成湿热之邪，则宜辛温苦降以祛浊，佐凉以清火。若色白者，白为金色，土无生气，相火衰弱已极。必用辛热助阳化浊，甘酸培土和肝。以其土无生气，故不纳食。胃阳不振，则浊阴盘踞，浊阴已盛，断非胃阴不足矣。若胃阴不足，舌红而光无苔垢，昔人论之已详。此阴阳清浊之理，确乎不易者也。口中并不酸苦，亦非肝火上逆矣。中焦湿聚，气化不行，下焦反燥，故大便干而少也。其面有红光，因呕多肺气逆，虚火浮于经脉之故。肺气顺，其红自退。是面红便少而赤者，上下之假热。舌苔白腐者，中焦之真寒。且脉虚涩，非火可知。又兼疟病根由，膜原必有结邪，故病发呕吐。而畏寒发战，营卫不通也。遂用姜制半夏为君，佐参、苓、附子、干姜、生姜、桂枝、芍药、乌梅、草果仁。一剂，即甚效。继又去乌梅，加厚朴。连进十余剂，每剂附子用至三钱，胃口开而病愈。（批：可见治病之难，差之毫厘，失之千里，真假不辨，死生反掌，可不虚心力学，以免害人之愆哉。）其大便反溏，小便反清，盖三焦气化，则水道行，而阴浊下也。

可知真假之辨，必以经义为准。若诸家之论，多似是而非，不可为据也。然白苔虽多中寒，更须参以脉证，不可固执。即如瘟疫初起，舌苔厚白如积粉，此秽浊之邪，包热在内，其人必昏愦发热。须达原饮，开泄膜原结邪，热即透发。若误作虚寒，其害不小，以此类推，必当脉证互参。（批：瘟疫之脉，亦有沉细而涩似虚者，但必数，正因浊邪包热之故，其邪透达，则脉路亦清矣。）故《内经》云：有者求之，无者求之。虚者责之，实者责之。此辨别不易，未可但凭一端也。又如浊邪包热者，苔虽白，其舌本必红赤，（非如虚寒之淡白也。）（批：又如咽喉肿痛，饮食难进，莫不用凉药也。不知有虚阳上炎者，服凉药即死。余在粤东曾治四人，而两人用桂附八味加牛膝、牡蛎等而愈。有两人先伤凉药，残焰无存，虽用桂附等竟不能救。然必辨之的确，若实火误用桂附则立毙矣。盖实火在心肺间，故但喉旁肿硬，其色紫赤而悬雍不甚下垂。悬雍属肾，故虚火必悬雍下垂甚长，喉旁虽肿亦软，而色不紫赤，仅红或淡，或痰湿熏蒸而腐烂。实火尺脉沉实，寸关搏指而不流利，以风火内闭故也。虚火脉必无力，或数或迟，尺部无根，以此为辨。或虚火而兼外邪，须先表散外邪，再用引火归元之法。虚谷自注）

### 温暑治案

又如舌红而光，若不干渴，亦不可尽作胃阴不足。虽有苔垢而干枯者，浊邪既结，津液又伤，必须兼养胃阴也。余在粤时，有萧山何先生，夏月不爽，自谓受暑。食西瓜一大枚，又服凉药数帖，后无所苦，惟胃不开，每日强饮薄粥一二盅，甚无味。尚行动自如，小便淡黄，大便干，多日不解。胸腹无胀闷，面色如常，舌红而光，无苔，酷似胃阴不足，但不喜汤饮。脉则浮中皆无，按之至骨，萦萦如蛛丝而已。医者犹言有火而进凉药。余曰：此证固非火邪。舌虽光，不欲汤饮，亦非胃阴不足。脉微如是，元阳大亏。幸而小便淡黄，大便坚固，肾气略为有根，若再服凉药必死。遂用附子理中汤，去术，加当归、桂枝以养荣。数剂后毫无效验。又去桂枝，加肉桂、吴茱、黄芪等。连服十余剂，依然如故。惟脉似成条，沉细如发，出大便些须，仍干。又进前药十余剂，共服大热药已三十余剂，仍复如此。余细思其小便通，大便干，则肾元未绝，何以胃总不开？令停药四五日以观之，亦只如是。百味烹调皆不喜，粥亦勉强而饮，行动如常。余乃屏去热药，重用鹿角胶，佐枸杞、当归、参、芪、苁蓉、广皮等，温润养阳。连服十剂，始觉脉形稍粗，饮食略加。又服十剂，其胃始开，脉亦渐充，其间二十余日，不出大便，胃开后，大便一二日即解。其人反软弱卧床，不能起坐。又养半月，始得下床。（批：胃不纳食，脉如蛛丝，其人尚能行走。胃开，脉粗，反软弱不能起坐，何也？中有至理，不可不知。盖元气禀于命蒂，脉者，根本也。肢体，枝叶也。故云：脉病人不病者死。以其外强中干，虚气鼓外，不能久也。人病脉不病者生，其胃开食进，元气渐渐归根，外鼓之气反少，肢体乏力而脉形充矣，久而气血行于肢体，方能复旧也。）呜呼！此真奇病也。

仲景曰：脉萦萦如蛛丝者，阳气衰也。何公本面白气虚之人，年逾五旬而见此脉，阳衰已极，然服助阳大热药三十余帖，全然不觉，胃竟不开，其生气几竭矣。鹿角不须一月，即长至数尺，其得生阳之气为最，故其功胜于桂、附。是桂、附之热，可以胜寒，而草木无情，不及血肉有情，能助生气也。

又如温暑之邪，必用凉解。若其人体盛色白，或不白而肌松者，本质阳虚，凡感热邪，往往凉药不效。以其阳虚，凉药入口，中气先馁，不能运药驱邪故也。此须辨舌，舌虽边黄，中必白滑，乃热邪外受，中却虚寒。须先用辛温通阳，使中阳振，舌心亦黄，再用凉药即解。如兼厚腻舌苔者，此热伏湿中，尤当先用辛温开湿。倘见其热甚，骤用大凉，遏其湿而火反伏，必淹缠难愈。或作洞泻，则湿去一半，火邪内陷，变证百出，不可不知。

余在粤时，有一体盛肌松之人，春令患风温，身热头痛，咳嗽喉疼，屡用辛凉疏解，咳嗽、喉疼差愈，而身热不退，其邪反郁。肢体隐隐如疹状，烦扰不安，观舌边黄中白而皆滑，始悟其中寒外热，而有湿痰，故辛凉不能解热也。乃用二陈汤加附子一剂，其身大热，满舌皆黄，再用辛凉，加藿朴数剂随愈。

又有一面白体盛人，夏月患暑温，服凉解数帖而愈，以邪轻故也。旬日复感，自服苏合丸，覆被发汗，津液大泄，热邪内陷。又兼少年多欲，其脉空数无根，余告以难治。盖苏合丸中冰麝等，辛温走窜，治寒尚可，温暑大忌也。（批：以其走窜泄津液，辛温助热，邪使正伤，邪陷命必倾危。）勉进甘凉薄味之药，养阴和阳。四五日，脉象稍转，而尺部甚空。身热不退，夜则谵语，天明即清。舌有薄苔，边淡黄，中白滑。每日饮粥二三碗，如是十余日病不增减。药稍疏利，则委顿不堪；稍补助，则邪热愈炽。余不能治，病家笃信，不肯更医。一日因换床起动，即大汗口开，眼闭欲脱。余急视之，几如死状。细审脉象，虽虚数无神，尚不至于即脱。因思其二便尚通，能进粥食，胃气未绝，胸腹不胀，则腑气无碍。（批：幸而如此，可权用补法。）正气欲脱，不得不先扶本元。且因多欲肾亏，而粤东木火之地，肝风易炽，常多痉厥，故参不能用，恐助虚阳上越，则下元根脱。乃用熟地一两二钱，附子四钱，厚朴二钱，合二陈汤如数，煎一大碗。黄昏时服一半，即熟寐，二更醒后，又服一半，亦无所觉，子后仍谵语，天明则清。余视之，脉稍有神而加数，舌苔中心亦黄，胸腹仍宽，能进粥食。乃用白虎汤，加细生地等，连服数日，脉渐好，粥稍加。惟身热不退，夜仍谵语，左关脉独滞且沉。因思昼清夜昏，为热入血室。血室厥阴所主，故左关独滞。而仲圣有刺期门之法，是邪结血分也。余不知刺法，乃用归须、赤芍、新绛、青蒿、鳖甲、柴胡、黄芩、细生地之类五六服，全然不效，此时已一月有二日矣。因病家笃信不获辞，药总不效，彻夜思之，未得其理。倦极而寐，醒后忽记来复丹方中有灵脂，专入厥阴。暑湿浊邪，与伤寒不同，故前药不效。灵脂以浊攻浊，兼有硝磺，直达至阴，助本元以祛邪，必当奏功。遂于前方去柴胡，送来复丹一钱，果然神效。（批：思之思之，神必启之、诚之，所感如是夫。）夜即安睡至晓，而无谵语。又连进三服，身热即退，忽解小便甚长，色深碧，稠如胶浆，病家惊疑询余。余曰，此病根除矣。因其少年多欲，湿热之邪，乘虚陷入肝肾，故与伤寒之热入血室，病同而邪不同。邪不同，故药力不能胜邪，则不效。此来复丹以浊攻浊，所以神效也。所谓有是病，必用是药，此见医理幽微，难测如是。即进补剂而愈。呜呼！此证若非病家笃信专任，余虽竭尽心思，无从着力。或多延数医，乱投杂试，则万无生理矣。仲圣治伤寒变热之邪内陷，用芩、连、大黄，水渍取汁以泄热，和入煎熟附子汁扶阳，其法妙矣。

以上两证，一以外热中寒而挟痰，先治中寒，用二陈加附子；一兼肾元空虚，先救其本，故又重加熟地，虑其碍中，又加厚朴。皆师仲圣之意，而变化其法，因宜裁制也。（批：昔人言精于仲景法者，可以治万病。今观先生辨证设方，真能师法仲景者矣，故信手拈来，头头是道。世俗每以仲景书止治伤寒，盖未窥见门墙故也。）设非熟地、附子先扶肾元，邪陷至阴之经，而正气将脱，又何能使邪外出乎？若肾元既空，腑气又窒者，熟地不能进，参又不可用，则为无法可施矣。管见是否，以俟高明教之，并为临证者鉴焉。

或问：热入血室，昼则明了，夜发谵语，何也？答曰：人之卫气，昼行于阳，夜行于阴。邪入血室至阴之地，卫气行于阳分，昼当阳旺之时，心神自清。邪伏于阴而不动，至夜卫气入阴，与邪角争，则扰乱神魂，而发谵语也。冲脉为血海，故昔人指血室为冲脉。然肝为藏血之地，故血海为肝所主，而仲圣有刺期门之法。期门，肝之募也。妇人经水，由冲脉而下，其邪或得随下。若男子，则必从肝经治之。此来复丹一法，亦可推广仲圣之遗意也。

以上三按，若非先生心灵手巧，盖病人无命矣。学者亦当思先生之妙法如神而奉仲景为圣也。①

---

① 以上三按……圣也：道光本、同治本均无，据石印本补。

# 卷　三

会稽虚谷章楠著

受业孙廷钲震远参订

山阴雪帆居士田晋元评点

## 《素问》辨疑

尝考《灵枢》《素问》《内经》，虽为医门之书，凡三才生化之道，包括无遗，而辞简义广，精蕴难窥，又兼世远年湮，多亥豕之讹。若不得其解，阙疑可也。设上下文足以相证，而疑误显然者，据理辨之，以俟明者论定。倘不体会本旨，使上下融贯，合乎义理，而率凭臆见以解释之，则穿凿支离，失之远矣！

近有淮阴吴鞠通先生，著《温病条辨》一书，其《下焦篇》有一条云：秋湿内伏，冬寒外加，脉紧无汗，恶寒身痛，喘咳稀痰，胸满，舌白滑，恶水不欲饮，甚则倚息不得卧，腹中微胀，小青龙汤主之。其自注曰：此条以《内经》有"秋伤于湿，冬生咳嗽"之明文，故略示门径。经谓"秋伤于湿"者，以长夏湿土之气，介在夏秋之间，七月大火西流，月建申。申者，阳气毕伸也。湿无阳气不发，阳伸极，则湿发重。人感此，至冬寒湿相抟而病矣。虽古经脱落《燥论》，喻氏补之诚是，但不应擅改经文，谓湿曰燥，是不明六气运行之道也。盖经所言，乃秋之前半截，喻氏所指，秋之后半截也。

余按此说，大乖义理，而评者反赞美之，以为新奇，眩惑后学，不容不辨。夫经言"秋伤于湿，冬生咳嗽"两句，注疏家或解作湿郁成热，热伤肺而冬咳嗽者，犹为似是而非。今鞠通作外寒内饮解，则相去更远。所云"脉紧无汗，恶寒身痛"者，即仲景《伤寒论》之文也。喘咳稀痰等者，即仲景叙小青龙汤证也。小青龙汤，仲景原为伤寒挟内饮者设，义详本论，毋庸重赘。乃鞠通特欲引证《内经》之文，而叙仲景之论，加以"秋湿内伏，冬寒外加"二语，殊不思仲景但云：伤寒表不解，心下有水气。其水或因暴伤，或系久蓄，皆未可知，仲景并无明文。且水系有形之饮，湿为无形之邪，迥然不同。以其水蓄于中，肺气逆不能降，故或咳或喘。因肺不能通调水道，三焦气化不宣，故或腹胀，而小便不利也。若湿邪为病，虽亦小便不利，而体重发黄，肢节酸疼等类，亦皆仲景明文，未尝见有咳嗽者。奈何以饮作湿，将仲景治伤寒挟饮之法，以证《内经》"秋伤于湿，冬生咳嗽"之文，可谓张冠李戴矣！此其一也。

夫言阴阳进退者，不出乎大《易》。子月冬至，一阳来复，则阳进阴退，至巳月而阳极，以象乾卦；午月夏至，一阴来姤，则阴进阳退，至未月，阳虽退，而气尚盛，故与阴争，争则有胜负。阳胜则热，阴胜则湿，湿热蒸腾，乃名为暑。故经曰"先夏至为病温，后夏至为病暑"也。暑者，阳盛于外，阴长于内，如姤卦而至遁至否，阴进之象也。譬如火烈水沸，则湿气横流，故长夏未月，为湿土主令也。至立秋后，阳渐衰，若否卦之象。不能与阴争，如火力微，则水不能沸，而湿气遂收。然火力虽弱，阳焰犹存，则反化燥，故秋为燥金主令也。（批：第一卷六气阴阳论后答问中，辨析尤为精详，更宜参看。）此阴阳进退，气化因而变迁，皆出自然之理，非有所造作于其间者。月建申，是阴气渐伸也，今云阳气毕伸，岂有阳已退位，其气反伸之理。若谓秋令阳气方伸，则春令阳气当退，何以发生万物？恐无是理，此其二也。（批：自午月阴生，而阳退阴进，至未而申，岂非阴气伸乎？若反谓阳伸，则春令寅月，当阴气伸矣，何以名三阳开泰乎？显然悖理，而评者反赞美之，尤不可解也。）

由是言之，则春风、夏暑、秋燥、冬寒，为四时之正令。经举四时之气所伤，以明过时发病之理，岂可将秋分作两截乎！且如所云，古经脱落《燥论》，其所指为秋初之湿，然则应言"秋初伤湿"，不应言"秋伤于湿"。既谓秋伤于湿无讹，若补《燥论》，又当言何时伤燥乎？未免自相矛盾。就如所言"秋初伤湿，冬生咳嗽"，然则秋末伤燥，又当何时发病，应作何病乎？再四推敲，实无义理可通，此其三也。

当秋初时，以长夏余湿未尽，容或有之。若即谓经指此而言，试思岁运有太过不及，客气有迁移不常，或冬多温而春多寒者，亦常有之。（批：反覆推勘，全无义理。）经何不言"冬伤于温，春伤于寒"乎？奈何不顾上文，此其四也。

今即以上文证之。岐伯曰：冬伤于寒，春必温病；春伤于风，夏为飧泄；夏伤于暑，秋为痎疟。皆言伤正令之邪，而过时发病之理。惟秋为燥金主令，而独言伤湿。夫湿土旺于四季，而令主长夏，非秋之气，则讹误显然。但从来诸家，不得其解，而曲为之说，各执己见，卒无定论。独嘉言喻先生，直断"湿"为"燥"字之讹，诚为千古卓识矣。但又谓经文脱落伤湿一节，予则以为不然。何也？盖风、寒、暑、湿、燥、火，原有六气，若谓脱落伤湿一节，则火之一气仍无着落。（批：独具慧眼。自来注疏家皆未觑破，奇哉。）良以经文简质，举四气以配四时，义已包括无遗。何则？缘君相二火，正当夏令，火盛湿动则名暑。今言夏伤于暑，则火湿二气在其中矣。（批：一语破千古疑案，遂为千古定论。以嘉言之卓识，犹不见及此。甚矣，读经之难也。）其所以历举四时者，盖示人当知凡病不独时邪，又有伏气发病之理，势有必至者。假如夏伤于暑，至秋凉风外束，其邪浅在经膜间者，则发为痎疟；或内入于腑者，则为肠澼滞下等病，皆可类推而知矣。此经之辞简而义广者也。

至于咳嗽，不离肺病，（批：《内经》论咳分五脏六腑，结云：此皆"聚于胃，关于肺"。则凡咳不离于肺病也。）而致咳之由，火燥居多。即感风寒而咳者，亦邪束内燥之故。试观仲景之麻黄汤中用杏仁，以润肺燥，理可见矣。若湿邪为病，证状虽多，少有咳嗽者。以湿为阴邪，下先受之，脾土所主，病在肌肉，即使久延，必致肿满麻痹，身重酸疼，皆脾家之证，与肺无干，焉得有咳嗽乎？可知湿之一气，既非肺脏之病，又非秋令所主，其非"秋伤于湿，冬生咳嗽"之谓矣。若感燥气，则无不咳，何也？以肺为燥金，秋为燥令，二燥相合，肺液日耗。至冬外寒骤加，水冰地裂，风燥益甚，燥极化火，火必克金，（批：脾为湿土，湿病属脾，必无咳嗽；肺为燥金，燥病属肺，肺无不咳嗽，至理不移。则经文讹误，岂不灼然可见乎？）欲求不咳得乎？此所以应言"秋伤于燥，冬生咳嗽"，（批：释经所以明道而济世也。若臆见穿凿，据讼纷纷，反晦经旨，是为害道而惑世矣。今引经证经，疑义自易辨析，而至理显明，庶可翼轩岐之道。善读书者，自具慧眼，盖必有夙根也。）理势之所必然者。经之讹误显然，而喻氏卓识，非同臆见，胡可轻訾哉！

又考《生气通天论》曰：秋伤于湿，上逆而咳，发为痿厥。此"湿"字，疑亦"燥"字之讹。盖痿证之因不一，其因于燥者属肺，因于湿者属脾。今言上逆而咳，明是肺病燥邪，不应言伤于湿。非敢臆度，以经证经，其理自明。按本论之前曰：因于湿，首如裹，湿热不攘，大筋软短，小筋弛长，软短为拘，弛长为痿。此论痿之因于湿者。以湿蒙清阳，头目昏重，如被裹之状；湿淫筋脉，则软短弛长，为拘为痿；湿属于脾，与肺无干，故不咳也。又按《痿论》曰：五脏因肺热叶焦，发为痿躄。此论痿之因于燥者。夫肺热而至叶焦，其燥极矣，必致于咳。经不言咳，盖省文，以专论痿故也。昔贤谓"有声无痰名咳"，可见咳者，燥气也。由是观之，《通天论》言"上逆而咳，发为痿厥"者，与此条之"肺热叶焦，发为痿躄"，岂非同为肺脏之燥病乎？若果伤湿，则如前条所云，为筋病之痿，而无咳逆可知矣。况秋为燥令，其湿字之讹，更可见也，兹附及以质高明何如。

又有吴门薛生白先生，节张氏《类经》为《医经原旨》，颇有正误之处。惟言《灵枢》《素问》之文，似秦汉人所作。中有"以酒为浆"之语，而仪狄造酒，在大禹时，可知非轩岐之书也。余按此说，虽为高见，但读书当信其理，不可泥其文。（批：二语为读书要法。）上古结绳而治，刻竹为书，流传典诰，义奥字奇，必经后人翻绎编辑而润色之，或有后人评注赞翼，搀混于中，则多不类之处。（批：必然如是。）若谓非轩岐之书，断不可也。试观其论阴阳五行生化之道，八风六气疾病之变，脏腑经脉腧穴之详，针砭药饵治疗之法，以及天时地理、风土人情，莫不详尽而明其至理。真所谓造化生心，宇宙在手者也。非天生神圣，其孰能之。（批：善语确切。）夫理，本也；文，末也。

安可泥其末而昧其本哉！知道者，或不以余言为河汉乎？

## 论景岳书

是稿甫就，有同道者见之，才寓目，即勃然大怒曰：才学如景岳，前古罕有，后世无及者，诚医门之柱石，子何人而敢妄议！有顷，余徐谓之曰：君少安无躁，试细阅终篇，如果余言为妄，不妨一一指驳。余最虚心，不敢自负，若承指示至理，必当终身师事于君。乃翻阅终篇，不发一语，逡巡而去。（批：可称妙人。）倘蒙当世明贤，指余疵谬而教诲之，诚斯道之幸，不独余之幸也。

窃观景岳先生，才宏学博，平生著作数十万言。如《传忠录》中，发明颇多，有功医学。惜乎自矜博洽，少反约之功，率凭臆见，逞笔武断，不觉毫厘千里之差。虽怀济世之心，不免功过相半。迹其《医易》《大宝论》等篇，皆似是而非之说，全书之病，实原于此。以至理未明，故不识阴阳六气变化、人生禀赋源流。不识六气之变，故论外邪证治，不切于理，而偏涉于补；不明禀赋源流，故论先天、后天皆错，而内伤证治，偏执扶阳。虽有发明之处，不过《内经》一节之旨，其阴悖经义者实多，余故谓其功过相半也。（批：固执一经之见，不悟全经之理，乃至毫厘千里之失。盖详而不精，虽博而不知返约之道，自负自用，则涉于偏曲，不自觉其非，而反以人为非也。）特以议论风生，滔滔不绝，浅学读之，目眩心惊，无不叹服，奉为圭臬。且如景岳之论虚损，犹有似损非损之辨，戒勿误补。乃今之诵景岳者，不分内伤外感，但云补正，即可去邪，遗人殃祸，又为景岳之罪人也。狠余浅陋，何敢妄议先辈，因见流弊日深，莫可底止，略举数则以表之。俾诵景岳者，取其长而舍其短，则其道益彰，而流泽无尽，自亦先生济世之本怀也。即如其论瘟疫云：经曰：冬伤于寒，春必病温，是温病即伤寒也。然伤寒有四时不同，如冬感寒邪而即病者，为真伤寒。其有寒毒内侵，而未至即病者，必待春温气动，真阴外越，（批："真阴外越"之句，亦殊不可解。）再触寒邪，其病则发。故至春犯寒，则发为温病；至夏犯寒，则发为热病。亦犹伤气者，遇气则病；伤食者，遇食则发，其义一也。

夫冬伤于寒，春必病温，此言伏邪内发，与瘟疫之由时气秽恶酿成者迥异。余于温暑提纲分析已明，岂可混论。其伏邪化热，乘春夏阳升，自然病发，岂待感寒而后发哉！且夏令焉有如冬之寒气乎？乃比之以伤气、伤食，不切于理，且未知六气变化之道也。

又云：瘟疫本即伤寒，无非外邪之病，但染时气，而病无少长率相似者，是即瘟疫之谓。

既名伤寒，则非瘟疫。虽同为外邪，有阴阳六气之分，气殊病异，治法迥别。（批：古人所以各别其名者，因其邪异病殊，治法不同，误则杀人。今云瘟疫，本即伤寒，无非外邪，反教人不必细分而混治之，是授人以杀人之具也，可乎？）若时气者，春风、夏暑、秋燥、冬寒，暑病、风病、燥邪、寒邪，各有本名，岂可概指为瘟疫，使牵混误治，害难言尽。

又曰：伤寒瘟疫，俱外侮之证，惟内实者能拒之。即有所感，而邪不胜正，虽病无害。最畏者，惟内虚之人，正不胜邪，邪必乘虚深入，害莫大矣。且今人虚弱者多，强实者少，设遇挟虚伤寒，而不知速救根本，则百无一生。故《伤寒》书曰：阳证得阴脉者死。正以阴脉即虚证也。

伤寒邪在躯壳，（批：邪有阴阳清浊之殊，病有表里浅深之异，不辨而混治，无不杀人矣。）虚者原有补托散邪之法，然仲圣辨析，已极精详，毋庸再赘。今云伤寒瘟疫，俱属外侮，而不思瘟疫邪结膜原，补之则杀人矣，奈何混而不别乎？

又曰：此欲辨之，惟脉为主。脉见微弱浮空，举按无力者，即是虚证。最不易解，最不宜攻。然治虚之法，须察虚实之微甚。若半虚者，必用补为主，而兼散其邪；若大虚者，则全然不可治邪，而单顾其本，元气一胜，邪将不攻自溃。

凡六气外邪之病，其脉有可凭、不可凭者。即如暑湿、瘟疫等证，气血为浊邪壅蔽，脉道不清，或濡软，或茁滞，鼓动无力。若认为虚而用补，使邪与气血胶结，则轻病致重，重病必死矣。（批：见世俗之误服补药而死者多矣，医者不悟其故，死者莫知其由，盖亦命也。伤哉！）

又曰：凡治伤寒瘟疫，宜温补者，为其寒邪凝滞，阳不胜阴，非温不能行，非温不能复也。

竟将伤寒、瘟疫同作一病，而用补法。无怪世俗之不分邪正，但云补正即可去邪也。（批：风寒为轻清阴邪，从表而入，由浅入深；瘟疫系秽浊热邪，随气吸入，蓄于膜原中道。膜原正当胃口，若投补药封里，其邪而无出路，立变闷痧等证而死。故伤寒初起误补，其害尚小，虚者且须助中气以托邪，岂可不细辨而混治以杀人乎！）即此数则观之，可知景岳先生，不明六气变化之理，辨证论治，岂能善哉！不识六气变化，由不明阴阳至理故也。即如《医易》一篇中云：神莫神于《易》，《易》莫易于医，欲该医《易》，理只阴阳。故天下之万声，出于一辟一阖；天下之万数，出于一偶一奇；天下之万理，出于一动一静；天下之万象，出于一方一圆。又曰：天地形也，其交也以乾坤。乾坤不用，其交也以坎离。坎离之道，曰阴曰阳而尽之。

按此言天下事物之理，不出阴阳，则阴阳二气，固不可偏重而偏举也。乃下文忽然流于偏见。而曰：合而言之，则阴以阳为主，而天地之大德曰生。夫生也者，阳也，奇也，一也，丹也。《易》有万象，而欲以一字统之者，曰阳而已矣。生死事大，而欲以一字蔽之者，亦曰阳而已矣。

先生总要一心重阳，故偏从阳边说去，不知毫厘千里之差。夫致中和，天地位焉，万物育焉。天地之大德曰生者，得中和之道也。中和者，阴阳两平，不偏不倚。（批：万古不磨之论。）故《易》曰：一阴一阳之为道。若是一阴二阳，一阳二阴，皆偏倚一边，失中和而非道矣。今曰生也者，阳而已矣，则偏重夫阳，岂生生之道哉！天地者，阴阳之父母也。若资生惟阳，而无须乎阴，则但言天之大德曰生可矣，何必曰地乎！（批：妙语。）夫万物之形，莫不由阴阳五行之气以成，当形未成以先，要必有所以成形之理。（批：以体而言为理，以用而言为道，用广而体微也。道者，生化之始，兆于未形之先，故为形而上；器者，成功之终，止于形之象，故为形而下。）理在形先，幽深玄远，莫可端倪，名之曰道。故曰：形而上者，谓之道也。气化成形，各得其所赋之理以为物，若材之成器。故曰：形而下者，谓之器也。《易》者表阴阳生成变化之象，以明所以然之道，则是统《易》者，道而已矣。（批：确然。）若曰统《易》者惟阳，是不揣其本，反乖经义，流于偏执也。

所以轩岐之论阴阳也，千变万化，无不归于中和。此医经与《易经》，用虽不同，而同出阴阳太极之源。可谓之"医即《易》，《易》即医"也。若不明其旨，而牵强穿凿，则反悖经失道矣。生死事大，亦岂外乎道哉。

又曰：虽曰阳为阴偶，而乾阳健运，阴为阳基，而坤静常宁，然坤之所以得宁者，何莫非乾阳之所为。（何以见之？）故曰：如艮其止。止是静，所以止之便是动。（难解。）

阳动阴静，自然之性也。艮卦，阳自下升，极上而止，有止其所而不动之象。此戒人妄动，言当如艮卦之止静也。为因吉凶悔吝生乎动，吉，一而已。故君子戒动，取法乎艮。今云所以止之便是动，不知何解。

是以阴性虽狡，（坤道柔顺，未闻其狡，狡乃论人，非阴阳理。）未尝不听命乎阳，而因其强弱，以为进退也。所以元贯四德，春贯四时。而天地之道，阳常盈，阴常亏，以为万物生生之本，此先天造化之自然也。

阳倡阴随，阳施阴受，阳生阴长，阳杀阴藏，此阴阳体用，相资相成，出于自然。良由太极之一动一静，二气流行，进退升降，自有次序，而分春夏秋冬，以成造化之功。元虽首列，而乾之元阳实孕乎坤之至阴。故春虽首季，而春之发生实根于冬之归藏。若无归藏，但有生发，其气不早竭乎！如以春阳为重，冬阴为轻，何异见子而忘母，非为知道矣。（批：中人以上可以语上也，中人以下不可以语上也。不知道而妄意揣度，流于邪僻而不自知，其害因而遗害于世，非中人以上者，谁能觉其害而辨其非哉。）天地之道，阴阳自平，方能生化不息，何有盈亏？若常盈亏，则日积月累，盈必更盈，亏必更亏，阴气早经偏绝，至今何有世界？惟二气往来进退，亦如水之回环，势有缓急，故有六气变化，主客参差，而致灾病。然其进退节候，自有一定，故可测识其变。若谓因强弱以为进退，则强者进多，弱者退多，必杂乱无序，焉能分四季六气之节候哉！可见无强弱之异也。

惟是阳如君子，阴如小人。君子，则光明正大，独立不倚，而留之难；小人，则乘衅伺隙，无所不为，而进之易。安得春光长不去，君子长不死。惜乎哉！阳盛必变，逝者如斯。

阳若长在不退，譬如煮饭，熟不退火，成焦炭矣。所以成功者退，一定之理。若但有春而无秋，万物何以成实乎？今愿阳常留，是但贪其生，不愿其成也。贪生不得，反以戕生，此后世之妄用桂、附，冀其助阳延生，反致伤生者，皆出于此言。迷者至死不悟，可慨也已。

故曰：日中则昃，月盈则亏。亦象夫阳一阴二，反觉阴多于阳。

日昃月亏，则阴阳皆有不足之时矣，何以见阴多于阳乎？且上言阳常盈，阴常亏，为先天造化，今又忽觉阴多于阳，却从何处觉来？岂先天造化，又不足为凭乎？若以奇象为一，偶象为二，遂谓阴多于阳，则奇即乾阳，乾为天，偶即坤阴，坤为地，是地果多于天乎？可发一笑。（批：自相矛盾，真为可笑。）

所以治世少而乱世多，君子少而小人多，期颐少而夭折多，此后天人欲之日滋也。

治少乱多，君子少小人多，寿少夭多，皆由人欲日滋。人欲日滋，却因阴多阳少。所以必须桂、附助阳，使阳多阴少，则人欲少，而寿多夭少，君子多而小人少，治世多而乱世少矣。可发一笑。

是以持满捧盈，君子惧之，故圣人作《易》。至于消长之际，淑慝之分，则未尝不致其扶阳抑阴之意。

消长淑慝三句，朱子解坤卦爻辞，为治世之术而言，非阴阳之理，固有淑慝而当扶抑也。圣人作《易》，有象无辞，扶抑之意安在哉？若谓人身阴多阳少，必当扶抑，始能生存。则人禀天地阴阳之气而生，天人非二理也。（批：由不识天人合一之理，则异见纷纷，聚讼不休，而卒无定论，使后学各立门户，将圣道决裂无存，痛哉！）天地之阴阳，固生化不息，谁为扶抑而能然耶？何不思之甚乎！

非故恶夫阴也，亦畏其败阳德，而戕伐乎乾坤之生意耳。

乾为阳，坤为阴，阴败阳德，乃又自戕其坤阴之生意乎？

以故一阴之生，譬如一贼。（奇谈，夏至一阴生，可名一贼生也。）履霜坚冰至，贵在谨乎微。此诚医学之纲领，生命之枢机也。（一味助阳，恐枢机偏绝，奈何？）是以《易》之为书，一言一字，皆藏医学之指南；一象一爻，咸寓尊生之心鉴。虽不言医，而义尽其中矣。（以扶阳抑阴为医学纲领，故义尽其中。）又曰：易天地之易诚难，易身心之易还易，（不知天地，焉识身心，何有难易。）岂不可燮理阴阳。（扶阳抑阴，即谓之燮理乎？）故以《易》之变化参乎医，则有象莫非医，医尽回天之造化；以医之运用赞乎《易》，则一身都是《易》，《易》真系我之安危。故曰：《易》具医之理，医得《易》之用。

此数语，教学医者，走入黑暗窟中，摸索一生，不知头南头北，未见一点光明，于是叹景岳先生道高，非后学能领其旨。或有见解者，将卦象爻辞，写在药方上，自谓深明医《易》，持以傲物。嗟乎！学医人废，岂不信哉！（批：世之甘为废人者，何其多也。）

甚矣！先生昧于《易》也。昧于《易》，斯昧于医矣。昔人言学道最怕理障，理障者，幽微难明，似理非理，认其影而昧其体也。愈聪明则障愈重，（批：其害偏因聪明所致，聪明无所用之，岂暗昧者反可学道乎？呜呼！此道之所以难言，而夫子所以每欲言志于道者，当于无言中求之，聪明暗昧，均不相关也。）盖由博而不约，详而不精，自负聪明博洽，终身不悟其非也。欲论阴阳变化之理，千百言足以尽之。乃泛骛广喻，葛蔓至六千言之多，俗学见之，惊心动魄，叹为希有。其实只有"阳少阴多，扶阳抑阴"八字而已。扶阳抑阴，《内经》论病变治法之一端，今以为医学纲领，名为尊经，实则悖经。若粗浅之文，是非易辨，害道尚轻；今以博洽之才，出之以韩苏之笔，引经据典，浩瀚其文，虽精通文墨者，读之莫不深信叹服，此害道所以为甚也。杨墨之道不息，孔子之道不彰。为其似是而非，紫之乱朱也。若景岳者，岂不为医门之杨墨乎！余之不避罪愆，而为是言也，实痛夫轩岐之道，将坠于地，非敢自鸣以争胜也。知我罪我，其在斯乎！

夫医者，必宗轩岐。轩岐论阴阳常变之理，原与羲圣一揆，但羲圣止有卦象以表理，并无文字语言。（批：所以学道当于无言中求之。）儒者取象，以阴阳进退消长，喻世道治乱盛衰，而治世之术，莫先于进贤退不肖。乃又以阳喻君子，阴喻小人，故曰扶阳抑阴。设或当时以阴喻君子，阳喻小人，则势必曰扶阴抑阳矣。（批：可知扶阳抑阴，不过儒者取喻治世治法，与医理无关。若致中和，位天地育万物者，则医理儒理俱在其中。）乃不明此义，而以喻言会作实理，已失《易经》本旨，而更以扶阳抑阴为医学纲领，非但认影昧体，不啻千里之差。尤恐人不之信，多方引证，以实其说，尽皆似理非理，不虞流弊之害，积重难返。此所以不患无书，而患多书也。既昧阴阳至理，故亦不识人生禀赋源流，先天后天之辨也，即《大宝论》中有云：《内经》于阴阳之理，惟恐人之不明，而切切谆谆，言之再四，奈何后学，犹未能明。（皆为似是而非之说以障之也。）余请先言其二，而后言其一。夫二者，阴也，后天之形也；（将偶作二，已为非理。后天之形，岂止孤阴而无阳乎？）一者，阳也，先天之气也。（将奇作一，已为谬矣，先天之气，岂止孤阳而无阴乎？）神由气化，而气本乎天，所以生发吾身者，即真阳之气也。（神由气化，则神从气生矣。发生吾身者，即真阳之气，其生神之气，岂为假阳之气耶？）形以精成，而精生于气，所以成立吾身者，即真阴之气也。（成立吾身者，即真阴之气，生精之气，又为假阴之气耶？）

既高谈《易》理，何反舍《易经》精蕴，而取丹书"精化气、气化神"之臆说作蓝本，而论先天后天，无怪乎支离颠倒也。（批：由其博而不约，详而不精，昧正路而涉旁门，自以为是，终身不悟其非也。）岂不闻《易》有太极，而生两仪，两仪即天地，卦象为乾坤，乾坤即阴阳。故又言太极动而生阳，静而生阴也。当天地未分以先，浑然之体名太极，故称先天；天地既分以后，生化万物，故名后天。是故先天者，阴阳未判也；后天者，阴阳已分也。（批：辞简理明。）男女构精，妙合而凝，始成一珠，有气无质，即太极浑然之体，故名先天。既而分形，象如两仪，名为阴阳，遂生两肾，百骸次第而成，均名后天也。夫阳即乾，阴即坤，今以阳为先天，阴为后天，则是以乾为先天，坤为后天矣，岂非大错耶！乾为天，坤为地，"先"字之义安在哉？

太极者，浑然一气，所以能生阴阳五行万物者，盖有主宰存乎其先，即《易》所谓"妙"，万物之神也。（批：圣经精蕴表而出之。）若神由气化，焉能主宰太极乎？阴阳不测之谓神，即人之灵明也，亦名为性。今言神由气化，而气本乎天，则是先有气，而后有神也。（批：显然悖理，无可遁逃。）然则《中庸》当言天命之谓气，率气之谓性矣，岂有是理哉？可见先生本未明《易》，乃强不知以为知耳。既不自悟，而犹肆诋前贤，贻误后学。呜呼！其过深矣。（批：偏执景岳自以为是者，读之当惕然汗下。）

又曰：何谓一？一即阳也。阳之为义大矣，姑举其最要者，有三义焉：一曰形气之辨，二曰寒热之辨，三曰水火之辨。夫形气者，阳化气，阴成形。（批："阳化气，阴成形"两句，虽出《内经》，殊不知经乃申明阳生阴长二句之自。经中明言：阴中有阳，阳中有阴，则形虽阴成，中必有阳气；气虽阳化，中必有阴。如嘘气成水，其理显然。今曰形本属阴，又曰阴留在后，竟解作独阴已乘。经旨又言阴多于阳，则更谬矣。且经下文言形归气，又言气生形，可见形气本为一物，不能分析者也。）是形本属阴，而凡通体之温者，阳气也；一生之活者，阳气也；五官五藏之神明不测者，阳气也。及其既死，则身冷如冰，灵觉尽灭，形固存，而气则去，此以阳脱在前，而阴留在后，非阴多于阳乎。

夫天以阴阳五行，化生万物。气以成形，则凡有形之物，莫非阴阳五行之气所成，岂可以形属于阴乎？盖气凝而成质形者，气之结也，质消还为气，气者形之通也，是故形气本为一物，总由阴阳五行凝结而成。所以形毁则气散而死，如杀伤之类也；气消则形败而死，如老病之类也。夫一灵主于太极，太极生阴阳五行以成形，则谓之生；五行阴阳消散，而太极毁则灵去，而谓之死。消散者，阴阳五行之清气；遗留者，阴阳五行之浊滓也。浊滓亦终归于尽，而随气化矣。（批：故《内经》言气能生形，形化则仍归于气。其中妙理，固非俗学所能测，则不免妄意揣度而已。）既不明禀赋源流，先天后天之理，遂有似理非理之说，以证阴多阳少之僻见，所以惑人者深也。

二曰：寒热者，热为阳，寒为阴，春夏之暖为阳，秋冬之冷为阴。（若言阴多阳少，莫非秋冬多于春夏乎？）当长夏之暑，万国如炉，其时也，凡草木昆虫，咸苦煎炙。然愈热则愈繁，不热则不盛。及乎一夕风霜，即僵枯遍野。（冬虫夏草，冷反活而变虫，热反死而变草，又何也？不明阴阳至理，安可以浅见臆度乎？）是热能生物，而过热者惟病，（南方中热邪而暴死者，常多于北方中寒者矣。）寒无生意，而过寒则伐尽。然则热无伤，（是何言与？《内经》论热病致死者，常多于他病，岂经言非乎？）而寒可畏，非寒强于热乎？

《内经》列六气，火居其二，寒风湿燥，各居其一。今言寒强于热，是显悖经旨也。（批：是则偏之为害，此道之所以不明也。）且言热无伤，寒可畏，果如此说，则仲景之白虎、黄芩、泻心、承气等汤，皆为无用，而天下之药，但须姜桂附子足矣。世俗之见热病不用凉药，非寒而妄投桂附致死者，皆出于此言也。

三曰：水火者，水为阴，火为阳也。造化之权，全在水火。而水火之象有四，则日为太阳，火为少阳，水为太阴，月为少阴。此四象之真形，而人所未达也。有闻而异之者曰：月本太阴，火岂少阳，何据云然？曰：阳主乎外，阴主乎内，此阴阳之定位也。阳中无太阴，阴中无太阳，（批：阳中无太阴，阴中无太阳，此以生化而言，谓阳生阴，老生少也。若阴阳匹偶，则太阳配太阴，如日月之在天也；少阴配少阳，如水火之在地也。故乾坤交而变坎离，犹日月之能生水火也。不明至理，则颠倒错乱，悖经失道矣。）此阴阳之专主也。日丽乎天，此阳中之阳也，非太阳乎？月之在天，阳中之阴也，非少阴乎？水行于地，阴中之阴也，非太阴乎？火之在地，阴中之阳也，非少阳乎？

阴阳之道，互根互用，变化无方。今曰专主，曰定位，变成死物矣。然用虽变化，而理则一定，如坤与乾配，离与坎配。则日与月配，如乾坤，故称太阳太阴；水与火配，如坎离，故称少阴少阳。今反以月为少阴，则是以坤配离也，不明阴阳卦象，犹欲谈《易》理乎？且火从日生，故称少阳，水从月生，乃反称太阴，是又以子为母矣，何颠倒若是耶？

此等大义，诚丹溪所未知。（杜撰创论，谁人能知。）故引日月盈亏，以证虚实，亦焉知水大于日，独不虑阳之不足，阴之太过乎。

丹溪言：阳常有余。原为一偏浅见，而非至理。今以水大于日，为阳之不足，又何异村夫村妇之见哉。

客曰：阴阳太少之说，固若有理，（昧者必惑。）至于水大于日，更谓阴之有余。凡天下之火不少也，阳岂独在日乎？（痴人说梦。）曰：是更有妙理存焉。（沉迷魔界而不悟，反谓自得妙理，即所谓理障也。）夫阴阳之性，太者气刚，故日不可灭，（既气刚不可灭，何虑其不足乎？）水不可竭，此日为火之本，水为月之根也。（月中可取水，则水从月生。今反言水是月之根，岂父从子生乎？可发一笑。）少者气柔，故火有时而息，月有时而缺。此火是日之余，月是水之余也。

发火息火皆由人，岂关于火。以火有时息而为柔，则晚间日落，亦如火息，又安得为刚，真如痴人说梦也。火从日生，故火是日之余，水从月生，何故反以月为水之余，岂非自语颠倒乎？

或曰：《灵枢·阴阳系日月篇》云：月生于水，故景岳以水为月之根，原有所本，岂可非乎？

答曰：景岳之谬，正由不明经旨之故。按本篇，言人身腰以上为天，腰以下为地。天为阳，地为阴，故足之十二经脉，以应十二月。月生于水，故在下者为阴；手之十指，以应十日，日主火，故在上者为阳。此以人身比天地阴阳之象，非论阴阳生化之理也。其言月生于水之"生"字，必是"主"字之误，观下文"日主火"句，其理显然可见。且经中明言，天为阳，地为阴，日为阳，月为阴。又言"水火者，阴阳之征兆"也。盖天地日月，周流不息，为阴阳之体；水火生化，为阴阳之用。而用从体出，故日中可取火，月中可取水，此其明征也。所以水火为阴阳之征兆。若谓月从水生，试问水中果可取月否乎？何不思之甚耶？是故不明至理者，断不可解经。正恐其不识全经之理，但执一二死句，穿凿附会，遂谓本于经语，乖僻自用，而不知害道之深也。

惟其不灭，方为真火，而时作时止者，岂即元阳。故惟真阳之火，乃能生物，未闻有以烘炙而生物者，是安可以火喻日也。客曰：若如此言，则水诚太阴矣。（可惜一般见解。）

上言火在于地为少阳，世间万物，岂非皆从地生乎。则时作时止之火，固已能生物者。今又云时作时止者非元阳，（批：自相矛盾也。）惟真阳之火，乃能生物。然其生物真阳之火，又作何状耶？得非谓太阳之火乎？试问从太阳取出之火，与击石取出之火，同一火耶，有不同耶？（批：问得甚妙。）请先生细细分之，何者为真阳之火，何者为假阳之火，奈何沉迷魔界，反谓自悟妙理，诚可悯也。地出之火，可用烘炙，从太阳取出之火，不可烘炙乎？烘炙不能生物，如以枯木晒于日下，能生枝叶否乎？况如鸡卵之类，人有用火温养而出雏者，是烘炙亦有能生物者也。而不思天地日月水火，皆阴阳之形气。不明至理，徒执形象之末，妄论有余不足，谁假谁真，无异痴人说梦也。

又曰：阳主生，阴主杀。（经言：阳杀阴藏。是阳又主杀矣。则必扶阴抑阳，方为善乎！）凡阳气不充，则生意不广，而况于无阳乎？阳来则生，阳去则死矣。试以太阳证之，可得其象。夫日行南陆，在时为冬，斯时也，非无日也，第稍远耳，便见严寒难御之若此，万物凋零之若此。然则天地之和者，惟此日也，万物之生者，亦惟此日也。设无此日，岂非六合尽冰壶，乾坤皆地狱乎？人是小乾坤，得阳则生，失阳则死。阳衰者，亡阳之渐也，恃强者，致衰之兆也。可不畏哉！

冬则大寒凝冰，夏则大热如火。南陆北陆，相去无几，何寒热不同之甚哉？且如六月之夜，日沉九渊，岂不更远，何以不似冬之严寒，而犹如火炉耶？殊不知塞乎六合者，惟阴阳二气而已。日月水火，皆阴阳之形象，未可泥象执形，而昧其理也。

夫寒暑往来者，阴阳升降进退也。但一日，则有一日之升降；一岁，则有一岁之升降。自子时阳升，至巳而极；午时阴升，至亥而极。故《内经》曰：日中而阳陇（同隆。）为重阳，（阳极阴生。）日西而阳衰，（阳降阴出。）日入阳尽，而阴受气矣；（阳入阴升。）夜半而阴陇为重阴，（阴极阳生。）夜半后阴衰，（阴降阳出。）平旦阴尽，而阳受气矣。（阴入阳升。）此一日之升降也。或曰：此《内经》论人身营卫之气升降，非论天地之气也。答曰：人禀天地之气以生，与天地同一橐籥。知天地之气，即可知人身之气，知人身之气，正可验天地之气也。景岳未明至理，且言人是小乾坤，若歧视天人，则不知三才一贯之大道矣。

又如子月冬至，一阳升于九渊之下，为复卦，至巳月而阳极，为乾卦；午月夏至，一阴下升，为姤卦，至亥月而阴极，为坤卦。故夏至后，阴气自下而升，则井中甚冷，阳气自上而降，故地上甚热；冬至后，阳气自下而升，则井中甚暖，阴气自上而降，故地上甚寒。（批：世皆视为寻常，不知中有至理。）此一岁之升降也。盖二气升降，即阴阳相交，其所以然者，阴阳互根于太极。太极动静，循环无端，故二气往来，相交不已。（批：飞走动植，莫不由二气相交生化而成。是故阴阳贵平，稍有偏驳，则灾病立见。当其偏时，或阴或阳，原无一定。医者补偏救弊，唯其平而止，岂可固执一边，而曰扶阳抑阴，则反使平者偏矣，医云乎哉。）其轻清者，为阴阳之气；重浊者，为阴阳之滓。轻清包外而上浮，名天；重浊凝中而下止，名地。其气既包地外，又贯地中。太极动静有常，故气升降有序。其外包之气，又多转旋，与地中升降之气，参差变异。故《内经》以升降者为主气，转旋者为客气，以客加主，则变化出矣。（批：旋转迥环，升降进退，虽变化万端，实则一元之运动而已。动则变化，动极而静则复其常，静极复动，循环无间，故万物生化不息也。）又言日月为阴阳之精气，水火为阴阳之征兆。可知日月水火，皆阴阳之形象也。但日月随转旋之气行地外，水火随升降之气行地中，回环往复，无非浑元太极之一气而已，是故积阳为天。冬至后，阳渐升，则天体渐广，而日行地上渐久，昼渐长，夜渐短；夏至后，阳渐降，则反是也。春秋二分，阴阳适平，故日行自东而西，则昼夜均；冬夏二至，阴阳极至，故日偏行南北，而昼夜有长短矣。皆为转旋升降，互交互变，岁序既周，仍复其常。二气相交不已，则生化之道不息。故主气升降有常，则春温夏热，秋凉冬寒，序有一定。其或春夏忽凉，秋冬反热者，客气加临变化也。一岁之常变如是，则一日之凉燠阴晴亦如是，推之一时一刻皆然。则阴阳变化之道，安可穷尽哉。

夫升降之气行地中，如人身之营行脉中也。（批：所谓知天地之气，即可知人身之气，正可验天地之气也。）水火，如营中之血气也；转旋之气行地外，如人身之卫行脉外也，日月，如卫外之阴阳也。故人卫气，昼行于阳，应日之升也；夜行于阴，应日之沉也。天地阴阳，一日之升降，如人之呼吸也；一岁之升降，如营卫之循环也。良由天地人身同出阴阳太极之造化。故《内经》论天人合一之理，莫不互举互证，不能分析者也。明乎此，则天地阴阳不可偏，偏则灾害立至，人身阴阳有偏，则病生矣。岂可以扶阳抑阴，为医学纲领，反使其偏胜乎？（批：如是明白开导，若犹执迷自是，真为下愚不移者也。）景岳既注《内经》，又谈《易》理，何故不遵经义，乃谓日远天寒，以证阳少阴多之偏见？试思日之远近，相去几何，而寒热悬殊，乃至若是乎？且既日远为寒，其井中反热，何也？由是观之，自可灼见其非矣。

盖阴阳变化，莫测其端，现象于日月水火。圣人观象知理，因日以定月，因月以定岁，因岁以测升降之气而分节序。因日月运行有迟速，乃匀以大建小建，而定朔望。节气迁流，与日月又有参差，则以小建之余，积为闰月。其岁时节序，始能相合，而循环无愆也。是以日月随转旋之气而行，寒热随升降之气而变。阴阳升降之极，则寒热若冰炭之殊。此一岁之寒热，因乾坤大气之升降也；昼夜有温凉，因日之偏正出没也。乾坤大气，若水之进退；日月流行，如澜之回环。源流本末非二体也，（批：一元运动，故非二体。）但升降之气有常，转旋之气多变。东南木火之方，则多热，西北金水之方，则多寒。中州以北，寒热有常者，得升降之气多也；梅岭以南，温凉靡定者，得转旋之气多也。（批：故不知天时，不知地理，不识人生禀赋，源流风土，气化变异，不可以为医也。）以是见天时地理，气化民风之错杂万殊者，不出阴阳之变化，而二气流行，岂非充塞乎六合哉！不明乎此，而泥象执形，以昧至理，安可论阴阳乎？

景岳如不明经旨，则不当注经；若明经旨，而故为僻说，以愚后学，则尤非理。（批：一句直贯篇首，有铜山西崩，洛钟东应之妙，滔滔千百余言，层波叠浪，义理无穷，而一句收煞有横江截流之势，真大手笔也。长于文者，未必精于理，深于理者，辞或不能达，二美兼备，必传之作也。）世有遵信其说者，惑之甚矣。其后篇《真阴论》，亦言阳以阴为根，阴既为阳之根，岂可反重枝叶而轻根本乎？则扶阳抑阴之说，又见其自相矛盾也。总而言之，阴阳互根于太极，必不可稍偏，偏胜则偏绝，而太极亦毁矣。故《易》言"一阴一阳之为道"，《内经》言"阴平阳秘，精神乃治"。夫言平者，不使偏胜也；秘者，勿使发越也。以阳性动而发泄，发泄太过，真元伤耗，故特用一"秘"字。呜呼！可知圣人之意深矣。此之谓致中和，位天地，育万物也。今言扶阳，是更助其发泄也；抑阴，则不使其平和也。非但不解圣人深意，而反显悖经旨矣。岂不为医门之异端，后学之魔障哉！

医为性命所系，虽明中和之道，而临证之时，犹必细察天地六气之变，风土刚柔之殊，人禀强弱之异，外感内伤之别，权衡补泻之宜，必使药病相当，而无一毫偏执，（批：天资学力兼全，犹必虚心谨慎，如是而称司命，庶或寡过矣乎。）庶几求合轩岐仲圣之道，此之谓医学纲领。嗟乎！岂固陋刚愎者所能领会哉！

或问：仲景非医门之圣与？答曰：犹儒门之孔子，岂不以为圣乎？然则孟子愿学孔子，而实传孔子之道。若景岳，生平师范仲景，故号景岳，以表仰慕之意。仲景曰：阴证见阳脉者生，阳证见阴脉者死，岂非以阳为重乎？故景岳以扶阳抑阴为主，犹孟子之愿学孔子也。今子以景岳为医门异端，得非谤之太甚乎？

答曰：孟子学孔子，实传孔子之道；若景岳，虽慕仲景，实未知仲景之道，或反有以悖之者，岂仲景之徒哉？

曰：何以见之？

答曰：仲景辨伤寒脉证之阴阳，以决生死。脉大浮数动滑为阳；沉涩弱弦微为阴。阴证者，邪在阴经也；阳脉者，正气未亏也；阳证者，邪在阳经也；阴脉者，正气不振也。邪在阴经病为重，正气不亏则生，其在阳经者，更无虞矣；邪在阳经病为轻，正气不振则死，其在阴经者，更难治矣。此论邪正胜负，以辨吉凶，何尝有扶阳抑阴之义耶？仲景垂法，惟辨脉证，温凉补泻，随宜而施，故为时中之圣，岂同后人一隅之说哉？且景岳言丹溪之左金丸，黄连、吴茱寒热并用为非；则仲景之泻心法，芩连二姜，大黄、附子，岂非寒热并用乎？泻心所以保金，左金所以平木，名义虽殊，理则一也。乃不敢非仲景而非丹溪，既以左金为非，安得以泻心为是？以仲景称圣，故不敢非之耳。余故言景岳未知仲景之道，或反有以悖之者，不其然乎？

且天下道理，一而已矣。医理即《易》理，儒道即医道，惜景岳辨别不真耳。夫道即理，理即道，异名而一体也。在体名理，在用名术，在体名道，在用名权，权即术，术即权，异名而一用也。术者，应变无方，恰当其可，而不出乎理，不出乎理，所以能恰当也。权者，因事裁制，无不得宜，而仍合乎道。仍合乎道，所以能得宜也。故道理有一定之是非，必辨之精，而后是非见；权术应无穷之变化，必不可执，而后用之灵。然必体立，则用行，道理不明，权术岂能施哉？故天下有明其理，而不能善其术者；未有不明其理，而能善其术者也。有明其道，而不能行其权者；未有不明其道，而能行权者也。故曰：可与适道，未可与权，知常易，通变难也。（批：明体则知其所同，达用则识其所异，是故通儒方能通医，通医莫不通儒也。）

夫致中和，育万物，为儒者之道，即医者之道也。而和之育之，必本乎阴阳造化之理，此医《易》之所同也。故不知儒理，不可以谈《易》，不解《易》义，岂可轻论阴阳之理乎？儒者，格致诚正，治人心病；医者，制度药石，治人身病。此权术之用异也。药石治身，身与药石，皆阴阳五行之气所成。故必洞晓天地人身阴阳五行之理，而后方能善其术。诚正治心，心中诚正，出于天理之自然，故必克己，复其天理之常，而后方能行其权。是故伊尹放太甲，乃行权之一事，若执为儒道纲领，岂不大谬乎哉？扶阳抑阴，为治病之一法，若举为医学纲领，岂不大谬乎哉。

且夫轩岐大旨，犹似易明，仲景之法，实难领会。盖轩岐论阴阳五行病变之理，为道之体。然明体而不达用者多矣，所谓有明其理，而不能善其术者也。仲景辨经络脏腑，病邪浅深，阴阳虚实，参药性气味，温凉补泻，以立治法，穷尽变化，仍合轩岐之旨，为道之用。用不可执，应变无方，故难领会。景岳未明轩岐之道体，焉能达仲景之用，所谓未有不明其理，而能善其术者也。由是观之，则景岳非仲景之徒也。千百年来，继仲圣者，实难其人。

曰：尝闻河间论温热，丹溪主滋阴，东垣扶脾胃，皆补仲景所未备，故合为四大家，则是继仲圣者矣。（批：以三子配仲景，为四大家之说起，则仲景之道遂晦矣，伤哉！）

答曰：此后世之肤见，可哂也。夫仲景之书，无法不备，其旨合乎轩岐，而穷变化，为万世规则，与圣道一脉相承。书虽残缺，理法自全，岂待后人补之哉？若三子，虽有发明，各举一隅以立言，执之则偏，皆未达中和之道，尚不足为仲景之徒。顾并而尊之，不伦极矣。

曰：然则子反以近时叶氏，为传仲圣之心印，岂真贤于三子乎？得毋阿其所好耶？

答曰：道者，天下古今之公器，余岂得而私之。朱子叙道统，以濂溪周子接孟子，岂汉唐之盛，竟无人物可取乎？正如孔门三千之多，自颜子早逝后，传心印者，惟曾子一人。非个中人，谁能领略此意也。叶氏辨证设方，无不参乎阴阳五行之理，则合轩岐之道矣；取古方之善者，因宜裁制，变化随时，归于恰当，则达仲景之用矣。明体达用，庶几可传心印乎？自非诸子举一隅之见可同论也，然非个中人，则又难言耳。

曰：然则三子之说，执之则偏，而景岳亦有一节之长，何故子独以景岳为异端乎？

答曰：三子一隅之说易辨，故昔人谓其补古未备，而非全书，其偏易辨，则惑人少而害道轻，其发明处，则有功焉。若景岳者，以东垣论补同于己，则褒之，刘朱异于己，则贬之，三子本皆各举《内经》一节之旨，无所轩轾，景岳偏见而有褒贬。又以道统自任，名为全书，妄称典谟。更引《易》理圣言，曲证其扶阳抑阴，阴多阳少之偏见。强辞雄辩，虽知医学者，不敢轻议其非，或更称颂而赞扬之，所以惑人深而害道大。余窃窥轩岐之旨，伤俗弊之害，辄不自揣，思以补救将来，聊陈其概，非敢以讦为直也。

夫医家治病，莫不欲其速愈，断无害人之心，（批：恻隐之心，人皆有之。）但医理幽微，学识难到，则必虚心谨慎，而不刚愎自是，或可寡过。其患病之人，不知医理，焉能辨别医之优劣，惟随声而趋，人情皆然，古今一辙。世之诵景岳者，不分内伤外感，但云补正即可去邪，偏执己见，伤人而不自觉，良由笃信景岳之说，不明至理故也。若见是篇而能悔悟，痛改旧辙，研究轩岐仲景之旨，归于中和，庶可补过从前。如不虚怀体察，而刚愎自是，则有心为恶，虽无杀人之刀，已蕴杀人之念，则必受报于冥冥中也。（批：医为仁术，其术不精，反以杀人。若尽己之力，无心之误，神明犹恕；或借医名谋生之具，轻忽人命，难逃恶报，不如及早改图为善。所谓择术不可不慎也。）上天鉴临，可不畏哉！

或曰：尝见诵景岳者，其门如市。昔人言"良医之门多病人"，则其医之良可知，何有伤人之失乎？

答曰：病者若知医理，则自治矣，何来就医？不知医理，岂能辨医之庸良？一如蛾之赴灯，见光而投，毙者毙，来者来。灯不自知，所以伤蛾，蛾亦不识，为灯所伤。仁者观之，未有不恻然心动者也。或有外邪得补而暂伏，病似小愈以为功，不知暗伤而后更重，则归咎于病，不咎于医。（批：说尽弊害，可使病者警惧，医者慎焉。）或有病合于药而幸愈者，人皆称诵不已，则医自信益坚。称诵渐传，则虚名渐盛，名盛而赴者益多，医更自负，偏执愈深，而伤人愈众。必至如蛾赴灯，俱在梦梦之中，使在天之轩岐仲圣，不禁痛哭流涕而长太息。此余之不容不辨也。（批：即上所云虽通，人不敢议其非，而更易其称扬之也。此受害而不知，所以为害之深也。）

乙酉岁，余游吴门，遇嘉兴汪孝廉，平日博览医书，尤谓景岳辩论胜而笃信之。余初识，未便深道其弊，但与言六气外邪，误补甚害。彼亦不以为意，旋即回去。嗣于秋仲又至苏城，其令兄明府（印世樟）忽遣人邀余，言孝廉病重。余诊视，见其面黑晦，反侧不安，连呼救命，按脉已无，舌苔灰黄厚滞。乃询病由，其令兄代云，本患疟疾，自服补中益气汤，疟止；数日后复发，改服景岳何人饮，不效；又服熟地理阴煎，忽沉重如此。余曰：本因伏暑发疟，邪欲外出，得补中益气，邪遂暂伏，故旋即复发。更进熟地等腻补，将邪敛裹胶结，一身气血不行，经脉尽闭，故无脉而成闷疹之证。急使人挑之，血亦不出，遍请医者，竟无法可施，至晚而卒。嗟乎！景岳不明六气阴阳之理，论瘟疫、伤寒，混作一病。有教人用人参、熟地、理阴煎等药，凡病必言其虚当补，故笃信其说者，伤人不自觉其非。若暑湿之证，脉濡涩无力，头痛或作或止，倦怠恶食，乍寒乍热，小便黄，手心热，酷似东垣所论劳倦内伤。（批：似是而非之证，最为难辨。东垣以手心热为内伤，手背热为外感，仅指风寒外邪而言，而不知暑湿内热，正似内伤为因。古来惟以伤寒为外感重症，并不知究六气之理，而仲景论温暑，各条甚少，必因残缺散失，而又多混入伤寒条中，以故温暑等证，误作内伤者多矣。近贤叶天士先生，始详细辨别，厥功大矣，而世俗浅学，犹不留意，冤哉！）既不明六气外邪证治，则必误补，非但害世，或至自戕。诵景岳而不究心六气之病者，可为前车之鉴矣。余于《虚损论》后，有辨内伤、外感证治之概，幸望明者察之。

　　或又曰：历家亦有言日远近为寒热者，何独以景岳之说为非乎？

答曰：历家推步盈虚，但精算法，其理气未能甚明。

曰：何以见之？

答曰：即如《天元历理》一书，自谓考核精详，乃反以古来月借日光之说为非，而不自知见识未到也。余向有辨，今附后，请明者鉴政何如。

## 附辨日月体象

朱丹溪尝言：日无亏，故阳常有余；月有亏，故阴常不足。后世偏执其说，害与偏从景岳同。夫阴阳二气，变化流行，互有偏驳之时，故有偏阴偏阳之病。岂可谓阴阳之理，固有偏胜之异哉？且日为阳，故有光；月为阴，本无光。因其借日映照而现光，光从日转，则有背面侧面。故人见有盈亏，其月体岂有盈亏哉？丹溪不明阴阳至理，且亦不识日月体象也。而《天元历理》一书亦不明日月体象。乃云：昔人谓月无光，借日之光以为光，非也。日月皆为天之精气，何一有光而一无光乎？

经曰：日月者，阴阳之精气也。虽同行于天，其阴阳体象，自然不同。阳气有光，阴精无光，亦一定之理，何以见月必有光乎？

特阴光不胜阳光，故日出而暗，日入而明。若曰借光，则昼当并明，何以晦暗？

既言月自有光，日入而明，则凡有月之时，必当如日之圆，不应有缺。因其借日显光，故向日半边明，背日半边暗，遂有圆缺之异。若昼时同行，亦必向日半边有白光，背日半边则无迹。若行度相近，则日高在上，月低在下，其光向上对日，人在下，故不见其形。今反言借光，昼当并明，何也？如月自体有光，方能并明于昼，纵不能如日之明，其白光必圆。今或无迹，或向日半边有白色，则其本体无光，更可知矣。

盖阳精积火，故内朗；阴精积水，故外莹。内朗，故通体皆明；外莹，故半明半魄。

半明半魄者，必谓通体之光不能透澈也，断非截然中分之半明半暗也。若截然中分，明暗各半，岂非变成死物，必无是理矣。谨按圣人设卦，以火属离，水属坎。夫火生于日，水生于月，验水火之明暗，足知日月之体象也。故昔人按坎离二卦论水火，最为确当。离卦外阳内阴，故火外明内暗；坎卦外阴内阳，故水外暗内明。火之内暗，人犹难见；若水之内明，入水者靡不亲见。黑夜不见水色，则外暗又可知矣。盖阴阳之道，互根互交，互藏互用。日阳而涵阴体，月阴而藏阳精。故日外明内暗，月外暗内明，以其中有所藏。故阳能生阴，阴能生阳，而生生不息也。月与天同色，故人不见其体，如以白布一圆，置大幅白绸上，近睹可辨绸布，远观则不能辨，惟见白色而已。（批：善譬。）月之在天，亦如是。夜中天象黑，月体亦黑，如缸水置暗室，则不见水色。将灯照之，水光即现，但光淡，不及灯光之红。月借日光，亦如是。良以水火从月日而生，故相感之理无异也。今反谓火内朗，水外莹，则将坎离二卦颠倒矣。既非圣人设卦之理，尤可不辨而知为谬也。

水火阴阳，相胜而相济，故明则相向，魄则相背。日明与月明，必相对而转，故向背从远近而增损，于是有上弦下弦。若借光则圆体渐进，不当有弦。有弦者，半体之渐转也。

此更自相矛盾也。既言日明与月明，必相对而转，又如何辨其为自光，为非借光乎？且云明相向、魄相背，向背从远近而增损，于是有上弦下弦。果如此说，自必相近，则向多增明；相远，则背多损明。如天圆镜相对，断无相近，而反背多损明之理。然则初三四，日从西落，月即从西现，则甚相近，必定向多，应当增明，乃反损明，何也？十五六，日从西落，月从东上，则甚相远，必定背多，应当损明，乃反增明，何也？殊不知明相向者，正如灯之照水而现光，故向日半边明，背日半边暗。人见其背面则暗，见其侧面则半明，何故又不当有弦乎？自弦而望，岂非圆体渐进乎？又言有弦者，半体之渐转也。正因借光，故从半体而转，若其自体之光，必当常圆，何反谓其非借光耶？岂真截然中分，明暗各半如死物乎？何不思之甚也。

夫日月随转旋之气而行，如双丸随流水而旋转，有高低迟速，日阳而气高行速，月阴而气低行迟，乃自然之理。因有高低迟速，故光从十方相照，人居下一方观之，必两丸对分左右，始能一见其圆光。余皆见其背面侧面，故有晦朔弦望之异。因其借日显光，故有背面。若月自体之光，其丸虽转，其光自圆，何有背面乎？若其自体之光有背面，则必截然中分如死物，其半边之光，随自体而转，不能与日相照不移也；光如照日不移，则自体又不能转矣。（批：若自体不转，则又无晦、朔、弦、望之变异，可知其必旋转也。旋转而行，与日或近或远，或高或低，故其形渐变异，则其借日之光，映照而然，更可晓矣。）可知断非明暗各半之死物也。既非明暗各半之死物，而两丸同转，光又与日相照不移，实同水之对火而有光，则仍借日之光以为光，乃阴阳交感之妙理也。即如日食月食，有几省见，有几省不见；或见食多，或见食少。此因地有高下，所见即不同。则可知日月本无食，偶因转旋偏倾之故耳。历家以日食为臣蔽君明，月食为臣干君明。果尔，则见食处为君所主，不见食处独非王土乎？可见非至理也。天象变异，垂示炯戒，感格之事，亦固有之，但不可拘泥以乖至理耳。夫晦者，日月同宫，若初一犹行同道，日高月低，故月遮日光为日食。日食必在朔也。旋即两丸斜去，故初三四，日落后，月即微露其光，渐转为上弦而至望。若两丸又有倾侧，则为月食。故月食必在望也。当其偏倾，人见其食，而两光本无缺也。少时归度，则人见如旧。望后两丸又斜转去，人见微露黑体，渐转为下弦而至晦。故圣人因日以定月，月转十二回，则乾坤升降之气一周，乃为一岁。乾坤之气，一升一降，即太极之一动一静也。

或问：两丸同转，如水滚球，何以知其然耶？

答曰：理固如是，岂难解耶。体圆如球，随转旋之气而行，焉得不转。试观流水浮物，凡长方者，始能横直而行，若四方者，已有旋转，何况圆物。日月随气而行，无异物随流水而走。天地万物同出一气，故理无二致，穷理即可格物。若必眼见方信，则天下事物无限，又岂能尽见哉！不知隅反，更难与言穷理格物矣。

在昼则晦，在夜则明，犹之朔夜星多，望夜星少。盖星月皆自有光，而精气厚薄不同，有胜有不胜，非借之谓也。

既言星月皆自有光，而昼晦夜明，是谓无日，则月光显也；朔夜星多，是谓无月，则星光显也。然则凡有月之夜，其光当圆，不当有缺。而朔夜星光全显，月光有缺，何也？岂非又相矛盾乎？

譬如火在日下，则无光，置暗室，则光满室，火光岂亦借日乎？

暗中火光满室，月既自体有光，夜必常圆，更不当有缺矣。夫日中取火，火从日生，小光在大光中，自然不显。犹父在，子不得自专也。火为阳，外明内暗；水为阴，外暗内明。火生于日，置暗室则明；水生于月，置暗室能明否耶？以火比月，将阳作阴，可乎否耶？夫水火生于月日，故水火可验日月之体象，是因流溯源，为一定之理。今以火比月，又以星比月，是不明阴阳至理，徒以臆见揣度，无怪乎将坎离卦理颠倒也。

是以月食虽尽，而红光隐隐在上必不尽，光自在体，转而向上也。若借日为光，食尽则掩尽，内映之光，何从而得？且月无光，则星亦无光，何以星明，不因日之远近而变？

月食而光本无缺，故有见其不食之地，足征其光非缺也。见其食而内映有光，更可知其内明外暗之体矣。内明外暗，非得日照其光不显，又可见阴阳精气互相交感，如磁引铁之妙也。月为阴精，故体黑无光，借日之光，故随日转而有变。星乃五行之气所结，其自体有光，不随日转，则光不变矣。月是月，星是星，迥乎不同。月无光，何故星亦应当无光耶？何不通若是乎。就如上节所言，星月皆自有光，然星光无圆缺，月有圆缺，岂非因借日光，随日而转之故乎？何不思之甚也？月之所以借日显光者，阴阳交感之理也。人间夫妇，妇因夫贵，犹之月借日光也。故曰天地之道，造端乎夫妇，天人非二理也。历家乃以月之对日，如臣避君，故有圆缺。因有圆缺，谓之转避。殊不思人居下一方而观有圆缺，其光岂有圆缺哉？如果转避，阴阳否隔，岂能相交，何穿凿之甚耶？日月并明，而不相悖，以其相交，故并明不相悖，何转避之有？由是言之，则星断不能交日，不能交日，而自明其光，则不随日转，其光不变矣。月无光，而借日显光，故随日转。人居一方观之，遂有偏正背面之殊，乃见光之圆缺时变也，岂不明白易晓哉！

是故乾坤定位，而后有阴阳；阴阳相交，而后有水火；水火既济，而后有五行。合之则一本，分之则万殊。体虽同而用各异，用各异，则日月星辰体象迥殊矣。故羲圣之卦表其体，文王之卦明其用。夫乾为天，天本在上；坤为地，地本在下。乃反名否，何也？盖谓阴阳各居本位，则二气否隔不交，今以月对日为转避，岂非否隔乎？阴阳否隔，何以生化万物？可知断无是理，而为揣度之臆见也。故坤上乾下，则为泰。泰者，阴阳交而生水火也。乾阳涵坤阴，则为离火；坤阴育乾阳，则为坎水。阴阳互藏互交，以故生化不息。以其阳中有阴，故阳极则阴生，而乾变为姤；阴中有阳，故阴极则阳生，而坤变为复。乾坤姤复，表阴阳进退衰旺也。气有衰旺，则又有变化，此日月星辰，风雷水火，土石草木，飞走动植，体象纷纭，莫可数计。要不出乎六十四卦，三百八十四爻之变化。虽变化无穷，而阴阳五行之理，条贯不紊。其理不紊，故月是月，星是星，而水火土石，一切物类，亦各有体象，不可混论者也。日月昭象于天，而人未明其体，以其能生水火，故以水火体象验之，是为至理。外此更不足为据矣，断非臆见所可强定也。

是故《天元历理》之论日月，无异景岳之论阴阳，皆似是而非，不明至理，徒以臆说惑人而已。

## 论《易》理

或曰：治病不可偏阴偏阳。景岳以扶阳抑阴论医，自谓原本《易经》，实则误人不浅，而子驳之，是也。若谓《易》象本无此理，则未必然。试思夫子赞《易》，于乾之彖曰：大哉乾元。又曰：乃统天。坤之彖曰：至哉坤元。又曰：乃顺承天。夫坤何以不复言大，何以便言承天。坤之文言，并曰：地道也，妻道也，臣道也。以地道而等之妻道、臣道，明乎地阴不敌天阳也。

答曰：大哉至哉，皆赞美之辞，无所轩轾。夫太极动而生阳，静而生阴，动极则静，静极复动，循环无间。而原其所始，则阳先阴后，阳倡阴随，阳施阴受，为造化自然之理。即以先后倡随施受，而观其性能功用。则乾阳为统天，而万物资始；坤阴为顺承，而万物资生。既以顺承为用，而比之人情世事，则如妻道、臣道也。故以乾比君德，而曰阳尊；坤比母仪，而曰阴卑。此尊卑二字，原从人情世事上立名，非阴阳之理，固有尊卑。所以言一阴一阳之谓道，见得二气流行，生化万物，其性能不同，其功用则一。（批：阳性动，能施泄；阴性静，能翕阖，故不同。阴无阳不生，阳无阴不化，故功用则一。）故曰大哉至哉，皆极赞之辞，何有尊卑哉？益可知伏圣卦象，止表阴阳流行生化，进退消长之理，并无文字语言，更从何处见其有尊卑扶抑之理耶？则尊卑扶抑之说，全是儒家为治世之道设喻而已。

其于地天泰卦曰：小往大来。天地否卦曰：大往小来。是明言阳大阴小也。

既是阳大，何故更要扶之？阴小，何故更要抑之？此"扶抑"二字，尤觉无谓。

至复卦则曰：复，其见天地之心乎。不单曰见天心，而合言曰见天地之心，可见天地同赖此阳以为主宰，天地间所重，惟阳可知矣。纵不言扶阳，而扶阳之意，隐含言外。

此说更会意错矣，何异景岳之言"统《易》者，惟阳"之谬见哉。夫太极未判，本无阴阳之名，阴阳归根，仍是太极之体，故《易》初之一画即是太极之象。太极既判，则以-奇表阳象，--偶表阴象。==合璧，仍是《易》初一画之太极。其六十四卦，三百八十四爻，错综变化，以表阴阳进退升降之理也。爻象表阴阳，为太极之用，太极为阴阳之体，而用从体出，是故坤卦纯阴之象，即是太极静极之时。静极则复动，故坤卦变复，即是太极初动之际。（批：揭出妙理。）所以言："复其见天地之心乎？"天地之心，岂非太极浑元之体乎？是观其用之初动，见其体之所在也，世多不识，故圣人明白指示，特言天地之心，教人领会此意。由是可知心为一身之主宰，则主宰天地者，太极也。（批：不揣其本，而齐其末，方寸之木，可使其高于岑楼，此之谓也。）太极浑元未判，尚无阴阳之名。阳者，天也。今言主宰天地者为阳，何不竟言主宰天地者为天，可乎？岂非举其末而昧其本哉？景岳谬误在此，故论先天后天之理皆错。先生得毋仍其谬乎！更云：扶阳之意，隐含言外，尤为臆见而非理也。

故此"扶阳抑阴"四字，虽出朱注，实本孔子，如云为治世而言，则何不笔之于《诗》《书》《春秋》，而独见之于《易》乎？

《诗》《书》《春秋》，论世间事迹，褒君子，贬小人，以明治乱之所由，原非论阴阳之理者《易》象表阴阳进退消长之理，儒者用喻世事治乱之道。传曰：阳，一君而二民，君子之道也；阴，二君而一民，小人之道也。（批：说出原委，群疑冰释，小人窃柄，则如二君也。）是以阳卦比君子，阴卦比小人，故朱子言扶阳抑阴者，欲使君子道长，小人道消，则世常治而无乱。（批：想朱子亦因感触时事而为此言，不料后人竟作《易》理解会，而其正论《易》理处，如云：于象上会得者深，文王之词早不是伏羲之意等说，反茫然不可省，可晒哉！）所以上文有"淑慝之分"四字，岂非指君子小人而言，不然阴阳流行，化生万物，安有所谓淑慝哉。若以喻言作实理，则错解《易经》，刻舟求剑，失之远矣。

故《易》象为大道之源，医理儒理俱在其中，《易》辞为儒者之言，可用治世不可治病也。若谓"扶抑"二字，不为治世而设，试问天地阴阳，流行生化，谁能扶之抑之乎？若果能之，亘古以来，可无灾患矣。盍再思之。

就使为治世而言，亦必爻象确有此理，而后圣人言之。否则空言，早落边际，非四大圣人共成天地间第一部言道之书矣。世儒操笔，多落边际，贤人或有之，圣人则四通八达，面面俱圆，必无是也。

上节既云"扶阳抑阴"四字，虽出朱注，实本孔子，是硬坐圣人有此意。此节言确有此理，而后圣人言之，是又硬坐圣人有此言。（批：既执偏见则不自觉。）余实不解先生是何意见也。（批：共言之失也。）若爻象确有此理，定可明白指示，却从何处见之？断不能含糊笼统而泛说也。圣人之言，既面面俱圆，而无边际，（批：虚赞圣人而不明圣道，反成诬圣。）则"扶阳抑阴"四字，已偏倚一边，岂反不落边际乎？何不思之甚耶？乃硬坐为圣人之言，不几于诬圣乎？且与上节虽出朱注四字，又相矛盾矣。

试即天地论。天体阳，包乎地外；地体阴，处乎地中。非阳大阴小确证乎？

阳既大矣，而又扶之，岂非更大；阴既小矣，而又抑之，岂非更小。夫一阴一阳之谓道，偏阴偏阳之谓灾，而扶之抑之反使其偏，岂不害道而致灾乎？可见爻象断无此理，圣人断无此言，不亦显然哉。

究实而论，天不过清气，地不过浊滓，形虽大小，而阴阳之气，何有大小哉？若有大小，岂能生化万物乎？乃泥其形而昧其理，不可以论阴阳，即不可以谈《易》也。

中医非物质文化遗产临床经典读本

体天地之阴阳者，日月也。日阳月阴，日大月小，日万古光明，月晦朔生死。且日行昼，月行夜，同运并行，而定昼夜四时寒暑，以日不以月，非阳为主阴为辅乎？

此节无所深义，圣人因日以定月，因月以定岁，因岁以分气候节令。（拙集）《论景岳篇》末，及《辨日月体象篇》，均畅发其义矣。日行速而高，月行迟而低。世人观之，以为高者其形必小，低者其形必大。殊不知月借日光以为光，故其形之大小等耳。月之本体无光，焉能知其大小哉。以其借光于日，光随日转，人居下一方观之，故有晦、朔、弦、望之异，其月体岂有盈亏生死乎？总因世人，只能见形论形，不知理之所在。请观（拙集）各篇自明，可毋赘矣。

又即生人言之：男子阳，女人阴；男帅女，女从男，夫为妻纲。敌也云乎哉！

阳先阴后，阳倡阴随，阳施阴受，造化自然之理。故《易》言乾统天，坤顺承，诸义上已详明矣。且阳性既能帅阴，何故又要扶之；阴性既能承阳，何故又要抑之。更可见扶抑二字，断非圣人之意，亦非爻象之理也。

且孩提阳盛，生气日进，自幼而长而壮而强，步步生旺；五十以后，阴气主事，便衰而病而老而死，步步死机。阳之关系生命也如是，扶阳抑阴，安可尽非乎？

若据此说，则必"扶阳抑阴"为医学纲领矣。正是景岳似理非理之说，明明回护景岳也。开首既云余驳景岳为是，乃又回护之，殊不可解也。夫阴阳进退消长，而万物生长化收藏，出于造化自然之理。人为万物之灵，禀阴阳太极之气，而同其机括。试问少年生长之时，岂止阳旺而阴不旺乎？老年衰败之际，莫非止有阳衰而阴不衰乎？何以见少年为阳主事，老年为阴主事？果尔，则少年者皆当用凉药助阴，老年者皆当用热药助阳乎？惟阳生命所关，世之虚劳伤阴者，多不可治，莫非不关生命乎？可见仍是景岳之说，岂非回护景岳哉。

又曰：前已明言，子驳景岳为是，岂又左祖哉？今与子论《易》，非论医也。

答曰：医理且置，请问论《易》何如？

曰：医《易》俱作自圣人，作医圣人，未尝不能作《易》，作《易》圣人，未尝不能医。但医为疗病说法，着重在人身一边，从先天顺讲到后天，就教人顺承后天，阴平阳秘，足以治病便止。于《易》中逆追先天，道理不尽泄也。

医为疗病说法固然，但《灵枢》《素问》之言，从天地说到人身，从人身说到天地，互举互证，文如连环，三才一贯之道，畅发无余。先天后天道理，原已包括于中，在人自去领会。先生将顺承逆追，打作两橛，还欠参悟。请细观《灵枢》《素问》，返究《易经》，再论何如。

《易》则全为发明大道，必尽究先天后天如何，由后天而逆追先天，原其所始，要其所终，前无古，后无今，包括二氏，牢笼百家，圣人尽性，至命实学，实在于此。

此亦老生之常谈也。夫原始要终，知生死之说，人皆熟闻。然其所以为始，所以为终者，又谁能知之。故曰：不知生，焉知死。既不能知，徒执空言，正如盲者之摸象，摸着足者，言象如柱，摸着尾者，言象如帚，纷争不决，明眼旁观，未免失笑。是故虽为圣人之实学，实为吾辈所茫然，不过作老生常谈而已。

医家，圣人所不尽泄者；《易》，圣人都尽发之矣。

圣人都已尽发，何故世间犹无明《易》之人乎？盖所谓尽发者，文字语言也。书不尽言，言不尽意，意不能尽理也。故曰：善《易》者不言《易》，良以《易》理不在语言文字故也。世人但知文字语言，所以仍不能明《易》也。

盖医明大道之一截，《易》明大道之全体，医书岂真与《易》书比哉。

医经与《易》经，体同而用异，（拙集）屡申其义矣。既将先天后天打作两橛，遂有一截全体之见，而不识其体用所在也。

圣人韦编读《易》，不闻读医，假年学《易》，不闻学医，盖以此也。

圣人为治世之大道，不为治病之小道。故言：某未达，不敢尝。然道之用有大小，而其体一也。其所系之重，犹先于大道，何故？盖有性命而后有道德功业。保性命者，医道也。其理则与《易经》同出阴阳太极之源，故体同而用异也。

若仅以为治世说法，浅之乎读《易》，实浅之乎窥圣人矣！

圣人一生心事只为治世。（批：知心之言，圣人闻之，必然莞尔。）若不为治世，实无一事，连《易》也不作也。且自格致诚正，修齐治平，何往非为治世之道乎？六合以内，除治世事外，更有何事？六合以外，存而不论者也。正是先生浅视治世之道，非余浅之乎读《易》，浅之乎窥圣人也。岂不闻博施济众，尧舜其犹病诸？博施济众，非治世之事乎？可知治世之道，圣人犹曰难周，而先生反浅视之，则是先生之浅窥圣人，因而浅之乎读《易》矣。

子之学有根柢，能靠实《内经》"阴平阳秘"四字，（批：难承虚赞，却非知己。）所以翦裁诸医家得失，抑其太过，补其不及，悉有规矩，不出准绳，得力乎此也。然惟其单靠实此四字，所以于《易》家圣人，从后天逆反先天功夫道理，转不理会。据朱子"象上会得者深，言上会得者浅"两语，作论《易》丹头。

读经先须明理，（批：当头一棒。）若靠实字句，即执一不通。执中无权，犹执一也，况可靠实字句哉。若拘执"阴平阳秘"四字，而不悟其理，即不能知扶阳抑阴之为害矣。所以景岳尝诵"阴平阳秘"，而反以"扶阳抑阴"为医学纲领，正因不悟"阴平阳秘"之理故也。是故得力在于悟理，医理如是，《易》理如是，天下万事，自古及今之理，莫不如是，即所谓头头是道也。悟一阴一阳之谓道，所以知阴平阳秘，精神乃治也，是故医理即《易》理也。（批：即所谓同出阴阳，太极之源者。）形而上者谓之道，先天也；形而下者谓之器，后天也。恬淡虚无者，先天也；阴平阳秘者，后天也。（批：苟能恬淡虚无，自然阴平阳秘，所以先天后天，原是一贯，非两概也。）形上形下者，逆追顺承之旨也。《灵》《素》固已备论，（拙集）《太极发挥》等篇，颇详其义，先生或未之察耶。然却非扶阳抑阴之功夫，此宗功夫实非《易经》道理也。

夫阴阳变化无方之谓易，故圣人精蕴在卦象，而非语言可形容。一涉语言文字，便落方隅，即非变化无方之妙理矣。所以朱子云：读《易》于象上会得者深，言上会得者浅。此真论《易》之丹头，读《易》之妙诀，非个中人，诚不足以语此。今先生之意，岂以朱子为非，反以拘执扶阳抑阴，硬作《易》理为是乎？或者未曾理会得《易经》道理，将错用其功夫也。

其实朱子本意，以人执泥爻象，但从言上探索，不复进求其所以然，故以二语唤醒之，犹佛家以见月忘指提醒人，一般意思。

可见朱子，正恐人执泥文字语言，欲以二语唤醒人。（批：

即以其人之言，还治其人之病。）无奈世人，仍不能醒，非但执泥爻象，并将扶阳抑阴之譬语，硬作《易》理解会，而云爻象确有此理。正如执指作月，而实未曾见月，岂不辜负朱子之婆心哉。

羲圣画卦，原包全部《易经》道理。

卦象，月也；《易》辞，指也。指固在月外，非包在月内也。世之读《易》者，多执指作月，鲜能因指见月者。苟能见月，自然忘指，何至拘执文字语言，而费唇舌哉！

但人苦无门悟入，故文王作象词，开示大段；周公作爻词，发明隐细；孔子申文王、周公之意，从后天兜转先天。如子之书，谓一线穿成，岂四圣人不一线穿成乎？

兜转先天者，想是谓无思无为，寂然不动，感而遂通之意也。（拙集）出余一手，故一意贯串；四圣之《易》，理则一贯，而意义不同。若谓文王即伏圣之意，周公即文王之意，孔子即周公之意，岂不为复词赘语哉？不成其为圣矣。个中人，自能领略也。

如云卦象爻系，各自为《易》，则《易》书当分四部，不当合为一经矣。

"扶阳抑阴"四字，原是后儒为治世设喻，本非卦象爻系之理，四圣皆发明阴阳进退消长之理，则共成一经。虽为一经，而四圣各有意义不同。故朱子云：文王之词，早不是伏羲之意。今先生之言，是驳朱子也。或者先生高见，出于朱子，则非余小子所敢饶舌矣。

六十四卦，先儒或云定自伏圣，非始文王，此不必论。但文王作象，已有大过、小过、大畜、小畜、大壮、大有等卦名。凡言大者，皆指阳，小皆指阴。可见阳大阴小，天地间至理，古圣人皆如此说，非出后人杜撰，明矣。

天地间至理，既然阳大阴小，古圣皆有此说，则扶阳抑阴，断非圣人之言，必非《易》理，更可见矣。何故？一阴一阳之谓道，偏阴偏阳之谓灾。阳既大矣，而又扶之，岂不更大？阴既小矣，而又抑之，岂不更小？则偏胜甚矣，断非道也。《易经》岂有非道之理哉？偏胜为灾，圣人岂有致灾之言哉？（批：透彻之极。）乃云爻象确有此理，而后圣人言之，得非昧经理，而诬圣人乎？《圆觉经》云：圆觉之性，如牟尼珠映于五色，迷者谓珠体实有五色。世之论《易》者，执文言作《易》理，犹认珠体实有五色耳。

再就太极图言之，自古图式不一。有《易》太极图，有古太极图，有周子太极图，有来氏之图，有道家太极图。

图式纵多，理无二致，总不出阴阳未判名太极。太极动静生阴阳，阴阳为太极之用，太极为阴阳之体而已。（拙集）已畅发其义，譬如风雨晦明，变态万状，总不出天地阴阳气化流行之理。若泥其形而昧其理，则惑于多岐，莫知道之所在矣。

试就此图观之：☯，上白者阳，天也；下黑者阴，地也。皆后天也，惟中宫为先天。

此图为太极动静而生阴阳之初象，若据此图，则阴阳固无大小。而先生言阳大阴小，天地间至理，则又自相矛盾矣，奈何？而况图象犹不能尽其理者。如天气下降为雨，下降者，阴也；地气上升为云，上升者，阳也。阴阳变化无方，只可意会，莫能言宣。言不能宣，图象焉能尽其理哉。（批：得意忘言，未能得意，则必死于句下。）故曰：赤水元珠，得之象罔，则泥象者犹失之，何况执泥文字语言，去理更远矣。

以后天言，则天地分列阴阳；自先天言，即天亦阴也。惟先天一点，乃真阳耳。

观先生之言，自丹书中来，或者未曾理会得《易经》道理，故被丹书所迷也。（批：看出病根。）丹书称先天为阳，后天为阴，每每牵引《易经》，似是而非，反乖《易》理。夫《易》有太极，而生两仪，两仪为天地，天地即阴阳。故又言太极动而生阳，静而生阴。太极在天地未分以先，故名先天。天地未分，尚无阴阳之名，岂可凿称先天为阳乎？如可称阳，何以名太极哉？天地既分以后，阴阳五行俱全，岂可凿称后天为阴乎？如可称阴，何以名阴阳五行哉？岂不将名目理义，全然紊乱乎？凡事有名有义，而理在其中，所以顾名必当思义。名义且不识，无怪辨理舛谬矣。可见丹书为臆说，实非《易》理也。景岳既迷丹书之言，而以世儒"扶阳抑阴"治世之喻言，硬作《易》理，又以之论医，牵引《内经》"阴平阳秘"之文，而不辨其理。先生又承景岳之谬，惜哉！且如先天为真阳，岂后天为假阳耶？以其为假阳，故自先天言，即天亦阴也。天可称阴，世间男子，亦可称为女人也，故有巾帼丈夫之名乎？（批：妙语解颐。）可发一笑。天既称阴，将以何字称地乎？敢问？

此阳胚胎天地，包含万象，仙佛圣贤，均从此出。道得之而仙，释得之而佛，儒得之而圣人。

天命之谓性，朱子曰：命犹令也，性即理也。天以阴阳五行，化生万物，气以成形，而理亦赋焉。此天字，正指先天而言。盖一灵之性，赋于太极。太极生阴阳五形之气以成形，则谓之生，若命令之自上而下也。气化既尽，则五行阴阳消散，而太极毁则灵去，（批：《释典》曰：后去先来作主，人以一灵赋于太极，故为先来，五行阴阳消散，则太极毁而灵始去，故曰后去。）而谓之死，所以言"原始要终知死生"之说。是故万物之生，莫不禀有先天之气，若草木无情，则但有气而无灵耳。今曰：道得之而仙，释得之而佛，儒得之而圣。岂止仙、佛、圣人方得此气，其余众生所未有者乎？且先天尚无阴阳之名，故称太极。今言此阳胚胎天地，此阳究为何阳乎？如此见解，恐少参悟功夫，或未可以谈《易》也。

三教同归，大《易》秘旨，尽性至命功夫，全在乎此。历圣心传，未便明说，故以扶阳抑阴，指示门径。扶阳者，扶此先天之阳也；抑阴者，抑此后天之阴也。

以治世之喻言，作《易经》之实理，又以丹书先天为阳附会其说。此阳既能胚胎天地，尤必赖人扶之。此人者，何人耶？得非超出盘古、女娲者乎？观道门中书，自老氏以下，惟魏伯阳《参同契》，张紫阳《悟真篇》，犹不乖经旨，与儒理异用同归。其后丹书，如《唱道真言》《性命圭旨》等，尚皆正宗，不失老氏之意。余则支离穿凿，臆说横陈，每必牵引《易经》作门面，窃祖师名目为标帜。甚至千奇百怪，流于邪僻，未曾潜心参悟者，无不为其所惑。是以旁门左道，邪教繁兴，流毒于世，实堪太息。如景岳之大言煌煌，不外丹书作蓝本，将《易经》《灵枢》《素问》之文，牵合附会，眩惑于人，良可悼也。

夫历圣心传指示者，止有"惟精惟一，允执厥中"八字而已，未闻有"扶阳抑阴"之说也。精一者，即至诚无息之旨也。执中者，即致中和，位天地，育万物之道也。是故《中庸》为历圣相传之心，《大学》为历圣相传之道。道不出乎心，心不离乎道，而其源皆出于伏圣之《易》象也。既曰执中，又曰中和，更曰中庸，再曰君子而时中，则无论先天后天，阴阳气化流行，生成万物，断无偏倚一边之理；既为圣人，断无偏倚一边之言。"扶阳抑阴"四字，偏倚已极，原是后人为君子小人设喻，岂可硬作《易》理，诬为圣人之说乎？若不为治世设喻，试问先天后天，阴阳生化自然之道，人将何法以扶之抑之乎？于此亦可省悟其理矣。（批：和盘托出。）

犹之佛家，教外密传，凡夫安得知之。若云为治世而言，抑何谈之容易。静读《系词》上下传，自然见得耳。

余固凡夫，虽静读《辞》传至终身，实亦一无见得也。若有一毫见得，即有一毫执着，有一毫执着，即不可论《易》理也。（批：虚灵之性，无法不有，而无一法可得，故曰无法可说，是名说法。）先生此言，必有见得儒家之教外别传乎。教外别传，是在《易》理之外，更非余所能领略矣。佛家称教外别传为释迦秘旨，自达摩始传中国，以非语言所能指授，故称教外别传。而以棒喝、竖指、擎义、滚球等点化人，并非密传也。想先生亦系平日所误闻耳。

且夫用之则行，舍之则藏，一日克己复礼，天下归仁。则圣人治国平天下，正是尽性至命功夫。所以言能尽其性，则能尽人之性；能尽人之性，则能尽物之性，是体用一贯之理也。（批：所以云吾道一以贯之。）明德为体，亲民为用，止于至善，则体用完全。然明体尚易，达用尤难。体者，道也；用者，权也。故曰：可与适道，未可与权。又曰：执中无权，犹执一也。今将体用打作两橛，（批：两橛则不一贯矣。）以难者反视为浅易，看得尽性至命四字，如买古董者，但见其希奇宝重，实不知其用处。（批：妙喻。）呜呼！如斯谈儒理者，训诂之学也。不知儒理，焉能知《易》理哉。

嗟乎！道之不明也久矣。景岳昧于《易》理，执迷丹书先天为阳，后天为阴之言，又要穿凿"扶阳抑阴"四字，遂臆造阴多阳少、阳弱阴强等似是而非之说，使人难辨，大坏轩岐宗旨，为医门魔障，遗害不浅。余故辨之，以明轩岐之正道也。今先生拘执《易辞》，言阳大阴小，为天地间至理。阳既大矣，又要扶阳，阴既小矣，又要抑阴，自觉刺谬，不得已去丹书中寻出先天为阳，后天为阴二语来。言扶阳者，扶先天之阳；抑阴者，抑后天之阴。观起首言乾坤，言泰否，言天地日月，男女老少，阳大阴小，原说后天之阳，辨论到理屈难申，忽改言先天之阳。先天既不可称阳，而前后自相抵牾，此所谓遁辞也。先生之言，虽与景岳小异，而病则同也。试思先天为根本，后天为枝叶，若云扶先天根本，理上还讲得去，若云抑后天，则难解矣。譬如种树，根本固宜培，岂枝叶必当伐乎？如此粗浅意义，尚且讲不过去，还说是历圣相传，指示之门径。如此门径，则为旁门曲径，必使人走入魔道，断非历圣之所指示者。若不急急省悟，恐为害非浅矣。（批：索性喝破。）

　　且观先生之言，假名论《易》，阴为回护景岳，明眼自见，不可欺也。何故？若先生之言为是，则余之驳景岳为非。《易》象若有扶阳抑阴之理，即为造化自然之道。则治病必当扶阳抑阴为纲领，是景岳为是，而余为非。则阴平阳秘，不可为医学纲领矣。乃言不曾回护景岳，真欺人之谈哉！然而（拙集）却最喜人批驳，何故？盖凡至理，多难解会，愈辨驳，则愈明显。（拙集）中多入理之谈，而博洽聪明之人，犹且疑惑不解，况其下者乎？或至后世，横生谤议，则余不及登答，遂成千古疑团，岂非憾事。况余以一得之愚，亦不敢自信为是。若有当世高明，不吝赐教者，实为余之幸也，尤跂<sup>①</sup>余望之耳。

---

① 跂：通"企"。踮起脚尖。《史记·高祖本纪》："日夜跂而望归。"

## 平心论

览医籍中，言景岳之偏者，不一而足。但略而不详，仍不能救流俗之弊。余故考其致偏之由而备论之，世之喜景岳者，犹不省悟，与余驳诘。呜呼！是诚何心哉。余岂故为高论，以訾议先辈乎？余之言，虽异于景岳，而心则同也。

夫景岳之心，原欲寿斯民于万世，未尝非美意也。无如限于学识，见道未真，而又自用太过。因见刘河间偏主凉泻，朱丹溪言阳常有余，欲矫二家之偏，只宜指出病端，申明轩岐宗旨，则尽善矣。乃不出此，而又臆造"阳常不足"之论，不自觉其流弊甚于刘朱，何故？盖刘朱各本《内经》一节之义以立言，不过发其未发，原非全经之理，稍通医学者，即知其义，则不蹈其偏，而不为害矣。景岳既造"阳常不足"之论，乃多方引证，以实其说。将《易》注扶阳抑阴，与《内经》阴平阳秘，牵引附会，而云出自文王、周公、孔子、轩岐诸圣之旨，非为一己私言，以耸人耳目。所以不独浅学被愚，虽通文墨而自谓知医明《易》者，犹笃信其言，如与余驳诘诸人是也。此其为害，故甚于刘朱矣。试思《内经》，不曰"阴平阳和"，而曰"阳秘"者，何也？缘阳性动而发泄，发泄太过，真元伤耗，故特用一"秘"字，此圣人之意深矣。若曰扶阳，则必更使动泄；抑阴，则必使其不平。此扶抑与平秘理义相去不啻天壤，而景岳牵合混说以张大门面，故使信服者众，若《医易》《大宝论》等篇是也。以阴阳至理不明，论治内伤，则偏于助阳。六气之邪不辨，则伤寒、瘟疫混论，其弊实难枚举。又以博洽之才，逞其笔势，议论纵横，易于动人。故遂家传户诵，大行其书，其信奉刘朱二家者，未有若是之多也。故余不得不彻底穷源，抉其病根，以当晓钟一击，使人知轩岐仲景宗旨所在，而刘朱各家之偏，亦可因之以见。是故区区之心，未尝异于景岳，不知义理所在者，不能谅余之心矣。

夫阳倡阴随，为造化自然之道，故阳能帅阴，而阴赖阳之煦通以生长；（批：此数语需息心参悟其理。）阴能和阳，而阳借阴之翕阖以固密，此阴阳自然之性能。所以经言：阳强不能密，阴气乃绝；（批：若扶阳抑阴，则使阳强不能密，阴气乃绝也。）阴平阳秘，精神乃治也。若病变不常，或当扶阳，或当抑阴，惟应随宜而施，安可执为一定之法乎？后学之不明圣道者，实由历来诸家驳杂之说，有以障之。杂说愈多，则圣道愈晦，而生民之厄愈重。稍具知识者，能不为之痛心哉？且《灵枢》《素问》十余万言，而三才生化之道，疾病传变之由，详晰备论。而治法，则多针砭，而少方药，以上古所宜也。迨夫仲景，绍圣轩岐，论伤寒杂病，纲举目张，必详辨脉证，而后始立一方；又反复辨其疑似异同，则方药随宜变换，其精详若是，而慎重若是。盖治病制方固难，而辨证为尤难也。以后诸家著书，则大不然。不详脉证，但题病名，如云伤寒者用某方，伤暑者用某方，兼某病者用某方，复辞赘语，千篇一律。后学读之，既不知辨证，记诵许多方头，每临一病，遍试其方，幸而合者鲜矣。故有"不药为中医"之说，良可慨也！既以诸家之书，辞义浅近而易读，则反以圣经为宜古不宜今，终身不曾寓目，而亦终身称为医者。譬如举业家，不读四书五经，但诵时文数百首，每遇一题，即以相似语言凑集成文，不知义理所在，其可乎否耶？嗟乎！医道如斯，亦可谓扫地矣。

是故学者，必先参究《灵枢》《素问》、仲景之文，通达其义理，一若吾心之所欲言者。然后博览诸家，如执衡鉴，妍媸纯驳，莫能逃吾心目，披沙拣金，资益学识。每临一病，胸无成竹，惟审其虚实阴阳，表里寒热，设法制方，求其合病而止。药虽不同古方，法度自然合古。如《叶氏医案》之所以为传仲景心印者，正因其善能变化而无丝毫执滞，仍不出圣道法度故也。学者必由是而学也，方为医道正宗，否则尽是旁门左道，甚则流于邪僻，不独害世，或至自戕者有之，可不畏哉！可不慎哉！虽然景岳所论阴证似阳，戴阳、格阳等证，诚有发古未发之功，学者必当参悟其理，悟理方能辨之真，（批：不可死于句下。）自不可因其所短，而没其所长也。是为平心论耳。

# 卷　四

会稽虚谷章楠著

受业孙廷钲震远参订

山阴雪帆居士田晋元评点

## 痧胀论

夫病有因名而昧实者，若世称痧证之类，不可不察焉。凡外感之邪，病状名目虽多，总不出《内经》所定风、寒、暑、湿、燥、火之六气而已。何以见之？盖乾坤旋转，阴阳相生，四时运行，循环进退，而万物生长化收藏，莫不由此，六气为之变迁，若大冶之镕铸也。人生禀天地之气，与天地万物同源，万物迁流，不出六气，而人身疾病，岂能外六气哉！

故治外邪病者，首当究六气变化之理，而后方知发病之源，勿至因名昧实之害。是故病必有证有因，察其证而后知因，知因而后方可名病。证者，如听讼之有见证，情伪不能隐也。假如证现发热头痛而恶寒，知其因于外感也。无汗脉紧者，名伤寒病；如恶风有汗，脉缓者，名中风病；又兼口渴脉数者，名风温病；或不恶风寒，脉虚而渴者，为暑病之类。故外感之因，有六气之异，各于见证辨之，而后定其病名。病名既定，再审其邪之浅深传变，体之虚实阴阳，而后制方用药，方可无误。若病名虽确，或不识其邪之浅深，体之虚实，而用通套之药，则无益反害。而况更有证同因异者，如同有发热、头痛之证，而有内伤、外感各异之因。有因同病异者，如同因受暑，或为热病，或为疟痢之类。如此千变万化，难以枚举，须与各证脉象，互相参合。稍有不明，即毫厘千里之谬，岂易事乎？倘不知此，而但云某病可用某方，某方可治某病，称为专科。执死方以治活病，幸而合者偶然，其不合而受害者多矣。

尝考医籍，除圣经外，凡诸家之论，多首标病名，次列病状，继以方药；若某病因于某邪，故现某证，全不辨晰叙明，未尝不废书三叹。如《医方集解》之方下所注，治某病某病，而不道其所以然。浅学不辨宜否，因而误人，虽自欠究心，亦古书有以害之也。即如痧证之名，起于后世，古方书名干霍乱。霍乱者，感错杂邪气，上吐下泻，挥霍撩乱也。其邪闭结，欲吐不能，欲泻不得，而有暴绝之虞，则名干霍乱也。如邪闭营卫，按经穴刮之，气血流行，邪从毛孔而泄，肤现红点如沙子，后世痧证之名所由起也。上古治外邪，多用针砭，今之挑痧放痧，亦针砭之意耳。若近俗所称吊脚痧者，即古书所谓霍乱转筋也。转筋入腹者死，因邪入脏，由肝传脾，木克土为贼邪。肝主筋，脾位于腹，故转筋入腹则死。治法必辨六气之因，虚实之异，非可通套混治。每见有名专科治痧者，虽常见效，但其不明六气为病之因，凡遇头胀胸闷腹痛等证，概指为痧。混用辛散开窍破气破血之药，致气血伤残，邪仍不解。其所以名专科者，惟习《痧胀玉衡大全》等书，而圣经所论阴阳六气之理，未曾体究，但知某病用某方，某方治某病。若其证其因，千变万化，似是而非者，则莫能辨也。痧胀书，始于近代，补古未备，原有救济之功。惜未详论六气之理，以明其源。但称为痧，而叙证状，多列名目，浅学未能细辨，每与杂病牵混。夫痧者，杂证中之一证，今名目多于杂证，使人目眩，而莫知其绪。如吴又可之论瘟疫，亦不明六气变化之因，混指温病为瘟疫，悖经旨而误后学，予于《温暑提纲》已详辨之。若痧证之因，实与瘟疫一类，以其邪气郁遏，故变证尤多卒暴。如《内经》云：厉大至，民善暴死是也。要皆不出六气与秽恶酿成，故夏秋常多，冬春较少。而一方中病状相类，亦如瘟疫之传染。惟瘟疫由膜原传变，痧证之邪，浅深不一，皆由郁闭使然。现证不同，其为疫邪则同也。（批：所谓因同证异，则治法当随宜变通也。）以六气错杂闭郁，但开其郁，即为治痧大法。然不识六气为病之理，则必误将杂病作痧而治，虚实不分，混投痧药，斯害也已。

古人著书之心，原欲济世，不善读者，多以滋害。孟子曰：尽信书，则不如无书。倘不明圣经源流，则难免因名昧实之弊。操术者，不可不察焉，岂独痧证瘟疫而已哉。

## 蒌仁辨（兼论痢疾证治）

按瓜蒌，本名栝楼，甘凉滑润之品也。润肺，止咳嗽，消痰火郁结，皆取其凉润之功。因其甘凉滋润，故又生津止渴。是但宜于燥火二气之病，（批：宜于此必不宜于彼，凡药皆然。）若寒若湿，断非所宜。《本草》言其能涤荡胸中痰腻，亦是火燥二气，郁蒸津液所成之痰，非湿蕴之痰，此不可不辨也。

且古方所用，皆瓜蒌实，未有单用仁者，为因其仁多油。《本草》言熬取可以点灯，则油重可知。油既重，则不但不能涤荡，而反滋其痰腻矣。后世有将其油去净，名蒌霜，用治阴虚肠燥痰火之病，亦罕见有用仁者。余涉历南北各省数十年，惟见吾绍治温暑、湿热、痢疾等证，多用蒌仁，未知始自何人，相习成风，莫有知其害者。余窃怪之，推求其故，实由汪切庵《本草备要》，误将蒌实作仁，竟不考古方所用，是实非仁。又有《本草从新》，其自序云：即取《备要》而重订之。故亦以实作仁，因讹承讹。此二书为当世所盛行，读者遵信勿辨，遂相率效用也。

夫湿热之邪，黏滞难化，必须芳香苦辛，开泄疏通，而后阳气得伸，邪始解散。大江以南多湿，故温暑等证，挟湿者十居八九。舌苔虽黄而必滑，此湿邪之明征也。湿邪壅遏，三焦气化不宣，多致二便不利。但用芳香开泄，三焦气行，其便自通。或见大便不解，不知开泄，而用蒌仁，欲其滑肠。岂知蒌仁甘凉油润，凉不足以去热，而油润助湿，甘更壅气，故不能退病，反碍其胃。或遇脾气虚滑之人，便虽得解，而湿热因之内陷。为其止能滑肠，不能开泄湿热，遂至清阳不振。上则胃闭不食，下则滑利不休，变证多端，或至昏沉不省人事，余盖屡见之矣。此皆由《本草备要》之误，而不考究古方之故也。

至于痢疾，由内伤饮食，外受六淫，其因不一，必当随证审察。若用蒌仁，无祛邪之能，有败胃之害。其有夏秋暑湿邪重，壅闭胃口，绝不思食，名噤口痢者，最为危候。倘用蒌仁，更败其胃，害尤甚焉。

或曰：《本草》言蒌仁治赤白痢，今言不可用，何也？

答曰：读书须达理，不可以辞害意也。若《本草备要》《从新》等书，不可为凭。考《纲目》言：瓜蒌子炒用，补虚劳口干，润心肺。治吐血，肠风泻血，赤白痢，手面皱。既曰补虚劳，则断不能祛邪破积矣。滋口干，润心肺，则其为甘凉滋润之品也。其吐血，肠风泻血，手面皱者，皆为风火燥邪之病，故宜甘凉滋润。由此观之，则赤白痢，亦由风火逼迫，肠胃脂血下注。即经所谓"暴注下迫，皆属于火"是也，断非湿热积滞之痢，益可见矣。奈何不达其理，一概混用乎。

又曰：古云：滑可去着。痢疾积滞，便结不畅，用蒌仁以滑肠，是亦一法，何云概不可用？

答曰：此正不审气味宜否，徒执死书，莫知其害也。痢疾之所以结滞者，由邪气与食积凝聚故也。所以凝聚不行者，由脾气不能运化故也。要知邪结在腑，其伤在脏。邪结为实，正伤为虚。腑实脏虚，故为重病。（批：腑实脏虚四字，发千古之秘，能彻悟四字之理，求其所以然之故，则于治痢之道，思过半矣。）经言脏者，藏精气而不泻；腑者，传化物而不藏。故脏应实，实则气旺，能运化周流也；腑应虚，虚则通畅，无积滞之患也。今虚者反实，实者反虚，气化乖违，阴阳否塞，岂不殆哉！盖肾司开阖，二便者，肾之门户也。肾伤而开阖失度，则便下不禁矣。脾主运化，为胃行其津液者也。脾伤而转运不前，则津液下溜，而积垢停滞，故虽便下不禁，而又涩滞不畅，所以古名痢疾为滞下也。（批：说出所以然。）初起时，轻者开泄外邪以化积，重者兼用大黄以破滞，使腑气宣通，则脏气亦苏。（批：虚实不同，治法迥别。）或邪重而脏气本弱，难施攻夺；或日久而元气已伤，邪积仍结。如此者，若不于清理之中，兼扶脾胃，助其运化，则积滞岂能流行。邪结日深，元气日削，无不危矣。倘不知此，而用蒌仁，油润气味，胃先受伤。虽能滑肠，不能化积，肠滑则便下反多，脂液日耗，脾肾愈困，更无运化之力。则邪滞胶固愈深，岂非反增其病乎？余尝见有久痢濒死者，便下日犹数十遍，腹痛不止，检其所服方，无不重用萎仁。可见其脏气已败，而邪积依然在腑也。嗟乎！要知腑气流通，全借脏气鼓运。（批：腑司出纳，其所以能出纳者，脏气之鼓运也，而脾尤贴于胃，故能为胃行津液，而消食物也。）或不明腑实脏虚之理，虚实寒热之殊，而以萎仁为君，佐以香连槟枳，为治痢通套之法。窃恐其害，有难言尽者。

或曰：童真之年患痢，岂亦脏虚乎？

答曰：言脏虚者，非谓平日虚损也。《内经》：言谷入于胃，化生精微，以养五脏六腑。五脏皆禀气于胃。（批：至理尽明。）今邪结肠胃，谷入既少，胃气精微，下注不休，五脏无气以养，则日虚矣。因其腑实，所以脏虚，脾肾二脏，受伤尤甚。无论童真，莫不皆然。其脏气素虚之人，则危殆更可知也。

或曰：邪积重者，既可用大黄，则虚人不任攻夺者，用萎仁代之，似较稳当。是故医或未用，而病家多有要用者，所以相习成风。今子创新说，不虞不协于众乎？

答曰：世俗正坐此病，欲图稳当，反受其害。殊不思萎仁气味与大黄天渊不同，岂可相代。大黄气香，能解秽开胃；性寒，能清邪热；味苦化燥，而能去湿；其力峻猛，直下肠胃，能破积滞。是故虚人挟积，不妨少用大黄以退病。昔人有与参术姜附并用者，正是虚人治法也，岂可代以萎仁，反败其胃乎？（批：不肯究心于古，但随流俗浮沉一齐，不敌众楚，吾末如之何也。）所以痢疾门中古方，多有用大黄，绝无用萎仁者。奈何不审气味，不知古法，积习相沿，牢不可破，良可叹也。总而言之，萎仁气味，大不宜于脾胃。温暑等证，固不当用，而痢疾乃脾胃俱困，用之其害更大。余故聊述其弊，非以追咎已往，窃欲补救将来，知我罪我，亦所不计也。（批：苦口良言，其谁听之。)

若夫久痢，脾肾两伤，尤当大培本元；然必仍兼化积，利其胃气。(批：论治痢疾，虽止千余言，而溯流穷源，理明法备，要旨已括于中。倘能推类隅反，则变化随宜，临证施治，自有得心应手之妙。然非用力之久，焉能识其端绪哉！) 庶中宫转运，饮食渐加，便下渐少，方有生机。余又每见久痢虚证，邪积未清，而用桂附八味，人参五味等呆补之法者，如实漏厄，终归无济。此不明脏虚腑实之理故也。所以治痢，温凉补泻之法无一不用，变化随宜，楮墨难尽。试观仲景乌梅丸方下注云：治久痢其药寒热补泻，酸苦甘辛，错杂并陈，若能参悟其理，则于治痢之道，思过半矣。仲景称医圣，为立方之祖，能用其法，效如桴鼓。然浅见者，反谓其方夹杂，多不敢服。此医道之所以难言，而危证之不免益危，可慨也夫！

## 附误用蒌仁 [①] 治案

城东有徐姓人，种园为业，年近五旬。丙戌夏初，患温病六七日，云医者回覆不治，恳余视之。其人昏愦不省人事，大便流粪水不止，按脉寸关散漫不应，尺部摆荡下垂，轻按皮肤则凉，重按肌肉热如火。其妻言病初起时，发热畏寒而口渴，今泄利不止，口即不渴，而神昏矣。余意必因服蒌仁等凉药，脾气滑泄，热邪陷入太阴也。(批：经云：自利不渴者属太阴。故凡邪入太阴，则脾无转运之力，而糟粕下溜，必自下利。其寒邪固不作渴，虽热邪亦不渴者，以中气随邪下陷，火不上炎也，必升其阳，则邪出阳明而大渴。出汗而解，以太阴阳明

---

① 误用蒌仁：本无，据目录增补。

为表里故也。）病家检方出，果系柴、薄、羚羊、知、芩、枳、半、蒌仁等药。因思贫苦人劳力，非同内伤，或可救治。随告病家曰：若服余药，必要仍然发热口渴，及有汗出，方有生机。遂用生党参三钱，加柴、葛、升麻、苏、朴、甘草、姜、葱两剂。次日视之，脉弦数，身热汗出，而口大渴。即于前方去苏、朴、姜、葱，加生石膏一两，知母五钱，又进两剂。大汗淋漓，下利止而神渐清，遂思粥食。乃减党参钱半，加鲜生地根生地，连服数剂，调理渐安。

按是证救回后，脉弦数，左尺甚微，右尺独大，数如沸汤。此因贫苦人，力食衣单，冬受寒冷，邪伏少阴，至春阳旺，郁邪化热，劫烁肾阴，故尺脉如此，即余《温暑提纲》中所论之证也。热蕴少阴，乘春升少阳之气而动，兼外感虚风，表里俱病。（批：辨证需明晰，进药有次序。）故初起畏寒发热者，外感风邪也；口渴者，内热勃发也。《内经》云：火郁则发之，木郁则达之。先须辛甘微温，升散其郁，使外风解而汗出，则内热透发，然后清之可愈。若不透达，见其口渴，即投凉药，遏其内发之火。又见大便不解，以蒌仁滑之，脾气下泄不止，火邪内陷，变成坏证矣。夫热邪在经，必从汗解，既无实积腹胀，其大便不解本无妨碍，何必通之，反使外邪内陷乎？（批：午夜钟声。）总因不究仲圣六经治法，但以吴又可《瘟疫论》为规则，不辨邪之浅深，人之虚实，谓通大便，即可退病。或不效而变坏证，未知其故，则云不治。反谓仲圣之法，止可治伤寒，不可治温病，而不思伤寒、温病虽不同，其辨邪之浅深，人之虚实岂有异乎？（批：所以仲景之法，果能精之，可治万病，岂止伤寒而已。）若又可之论，偏执一隅，未达至理。余于《温暑提纲》已辨其弊，岂可师法？且仲圣麻桂、四逆、理中、真武、白通等汤，则为治伤寒之法，若黄芩、白虎、泻心、大小柴胡、承气等法，岂不可以治温热乎？而伤寒、温病皆有虚实不同，故如理中、桂枝新加、小柴胡、人参白虎、半夏泻心、复脉等汤，皆用人参，补泻兼备。又如后世之参苏饮、人参败毒散、温脾汤、黄龙汤等法，或发表，或和中，或攻里。而参地芩连，大黄姜附，错杂并用者，不可枚举。（批：为因审辨最难，故世俗必不肯用补泻兼治之药，恐不能效，反招物议，以人性命为轻，己之声名为重。嗟乎！如此为医，不知其问心，果能安否？曰：安。曰：汝安则为之。）良由正虚挟邪，不得不攻补兼施，但必审其虚之多少，邪之浅深，而使药病相当，方能奏功，不比纯虚纯实之易治耳。

今也则不然，无论体之虚实，邪之浅深，总以柴、薄、知、芩、枳、朴、杏、半、连翘、栀子、郁金、豆蔻、犀角、羚羊等为主。一闻大便不解，不论寒热，先用蒌仁，如不应，继以大黄。更不辨有无实积，总谓通便可以去病。若诸药用遍不效，反见坏证者，即言不治。凡见身热头痛之病，即用前药，名为时方。如有挽用他药者，即谓其方不时，众必咻之，而不敢服。或有风寒之邪，亦混称风温、湿温，而用前药，风寒为凉药所闭，其人委顿，气化不行，大便反结，亦必用蒌仁大黄以通之，终至不救而后已。如是受枉者，殆不可数计。嗟乎！轩岐仲圣之道，一至于斯，诚可痛也。余既浅陋，年力已衰，断不能挽狂澜于既倒矣。或因刍荛之言，以发其端，引伸触类，得以渐明圣道，是则望于后之君子。吾今再拜叩首，泣告当世明贤，务师轩岐仲圣，研究历来古法，审病用药，切勿揣摩时方，作医门捷径，不顾人之虚实、邪之浅深而致害。则积德无量，获福亦无穷尽矣，幸甚祷甚。

## 附寒热各病治案 [1]

或曰：以时方治时证，诚有之。若风寒之邪，何至误作温病而不辨哉？

答曰：余非目击，断不敢妄言也。近处有齐姓妇人，年三十余，体盛阳虚之质。丁亥正初，卧病七八日，水米不进，邀余视之，状甚委顿，不能起坐，语声低不能闻，按脉濡迟无力，右寸关沉弦而涩。据述，初起发热头痛而畏寒，服柴、薄、知、芩、栀子、连翘等一剂，即觉口干难忍，食梨蔗等水果，遂不思粥食。胸腹满闷，大便四五日不解，头即不痛，身亦不热，但觉畏寒而已。（批：浅学莫不认为内热矣。）余令人按其胸腹空软，但虚满耳，舌苔薄而微白。余曰：此本感受风寒，因凉药而邪内闭，胃阳被郁，故即口干，又食生冷，则中阳更伤。（批：中阳伤而风寒闭，故身反不热，头即不疼，所谓阳变阴也。感邪在皮毛，属太阳经，故头痛，皮毛内通于肺，肺为太阴经，脉不上头，邪伏太阴，头不痛矣，胃脉虽上头，胃阳不振，邪伏不动，阴寒盛而火微也。）肺胃伏邪不出，须用辛温开解，乃用苏、杏、葛、防、桂枝、厚朴、甘草、姜、枣等一剂。次早胀满略减，脉仍弱涩，多日不进粥食，狼狈已极。正气既亏，伏邪难出，乃仿仲圣建中例，于前方加党参三钱、干姜一钱，服后腹中鸣响，胀满渐减。其亲戚见病势沉重，又延别医诊之，言是风温，遂用时方。闻大便多日不解，即加蒌仁五钱、大黄三钱，并云一剂大便不通，再服一剂。病家疑惑，至黄昏时来询余，可否服大黄方。余又为诊脉，比前已好。询

---

① 附寒热各病治案：本无，据目录增补。

病人，云略觉安舒。余曰：此本虚寒邪伏，故服党参、姜、桂温补热散之药，阳气转动，腹鸣胀减，若服大黄、蒌仁，以寒遇寒，如冰益水，更使凝结，大便必然不通。元气止存一线，再服苦寒攻药，元气先脱，何须两剂以通大便哉！（批：幸而免。）其理如此，请自酌之。于是止而不服，次早又邀余诊，胀满已消，脉亦较好，即于前方去厚朴，加附子钱半。服后渐有微汗，随解大便些须，（批：干姜又加附子，大便反通，可见阴寒凝结，煎服大黄，则便必不通，而元气脱矣。）即思粥食。次日又诊，神气脉象均好，伏邪得汗而出，乃用温补气血，调理半月，始得下床。夫用姜桂附子，而大便始通，其寒凝甚矣。且其脉象症状，显然虚寒，奈何全不辨别，犹投知芩大黄，是真以人命为儿戏也。显而易辨者如此，其假实假虚为难辨者，误治更多矣，岂余所敢妄言乎？诚以目击不忍，是故泣告当世明贤，千万留意，幸勿以人命为儿戏也。

是年夏令，又有城中青道桥吴姓男子，年二十余，患热病。先有医者，与吴又可达原饮两服，至第四日，邀余诊视。其身微热，头疼不甚，口渴饮不多，舌苔薄而黄，胸腹无胀满，不思食，略进稀粥，大便不解，小便黄，神色不爽，夜有谵语。余察诸证，全是热邪闭伏之象。但诊其脉，右手弦软而迟，左手寸关全无，惟尺部略见。因思营行脉中，右属气，左属血，今左脉如是，其邪闭于营，血滞甚矣。营为阴，故夜分有谵语也。且渴不多饮，内热不甚，而营血滞涩，断不宜妄投凉药以遏其邪。（批：故为疑难，非深通经义，不能辨析施治。）遂重用当归、桂枝，佐连翘、赤芍，以通其营，加知母、厚朴，以清肺胃。连进两服，左关脉稍出，寸部仍无，内热略甚，大便不解。乃于前方，加制大黄二钱，解大便二次，舌苔亦退，惟左寸依然不应，夜仍谵语。此邪干心包，恐防昏厥，即于前方去大黄，重用当归，又加柴胡，和入至宝丹五分。次日又重加桂枝，左寸始得稍应。如是服当归、桂枝、至宝丹等药。至六剂，左手之脉方调达，寸部始见洪象本脉，粥食渐加，谵语亦少。而小便时阴中掣痛，此伏热流通，乃减少当归、桂枝，加元参、羚羊角、黄柏、滑石之类。小便不疼，而口仍渴，乃去滑石、黄柏，加生石膏、鲜生地之类，连服四剂，诸证皆退，调理而安。

余思此证，原系热病，何以脉象竟同阴寒，不解其故。遂询其致病之由，据述上年冬间赴山东，投亲不遇，盘费短少，奔走长途，落魄而归。余方悟冬伤寒邪，藏于肌肤之言为确，而辛苦之人尤多也。（批：寒为阴邪，其性凝敛，故能久伏，若兼风邪，性阳而动，则易发也。）盖风伤卫而寒伤营，因其少年，元气未亏，邪不能内干，而侵入营中，与血气搀混，全然不觉。历春至夏，阳气升散，其病始发。若非余亲见，而得之传闻，亦难遽信。以是可知王叔和当时亦曾亲验，故云辛苦之人，春夏多温热病者，由冬伤寒邪所致也。后人以叔和之言为非者，殆未亲历故也。（批：理既大明，犹须阅历。）故凡病情变幻，莫可穷尽，医者虽博古通今，断不可自负自用，致伤人冥冥之中而不觉也。此证余用当归、桂枝时，有医者见而非之，乃用犀角、羚羊、芩连、牛黄丸等大凉之药。（批：即所谓时方也。）言其郁热成斑，必服此药，其斑乃出。病家询余然否。余曰：脉证如是，热邪尚轻，而营血凝滞特甚。若用凉药，血得凉则凝，而邪愈闭，虽有斑而不出矣。邪闭不出，元气日削，命不可保也。遂从余服桂枝等方至六剂之多，其脉始出，而邪始达。设病家疑贰，杂进他药，则吉凶未可知也。

呜呼！医者虽有救人之心，实亦不能操其权者。盖患病之人，有命存焉。余阅历以来，见受枉者多矣，不禁叹息流涕，而又莫与明此弊也。惟愿高明君子，虚心审慎，择善而从，勿立岩墙之下为幸耳。孟子曰：行或使之，止或泥之。可知凡事皆由前定，病者幸而遇良医则愈，或虽遇而不信，及死于庸医者，不幸也，亦命也。故曰：死生有命。所以君子知命，惟顺天理修身以俟之，无所用其祷，亦无所用其药也。药者，圣人之仁术，为参赞化育而设，虽能救人疾苦，非能造人之命也。命由己立，福自己求。知君子之道者，当别有会心处矣。

## 原痘论

痘者何？先天之毒也。何为先天？男女构精，万物化生，二五之精，妙合而凝，缊缊一气，兆于赋形之先，故为先天。先天一气混然，而为阴阳之根，即太极也。太极动而生阳，静而生阴。阴阳生而两仪判，以象人之两肾，即为后天。由是而四象五行，脏腑形体，次第而成，与造化之生成万物，同其机括。故肾脏为后天形体之本，而先天混元之气，寓于命蒂之中。曷为先天而有毒乎？人禀天地气化而生，实与天地同根。天地气化流行，无非风寒暑湿燥火之六气。人居气交之中，若鱼之在水。六气纯和，人赖以养；六气偏驳，人亦受伤。鼻纳天地之气，口受天地之味。《内经》曰：天食人以五气，地食人以五味。经言五者，明五行之道，以气味配天地者，表阴阳之理也。然味出于地，实赖天气以发生。盖天体回旋，包乎地外。而气贯地中，升而为云，降而为雨，皆混元一气之流行。升者为阳，降者为阴，阴阳升降，而万物生成。是以天地之道，不可析而为二也。父母平居，感六气之偏，受五味之杂，混于血气之中。而阴阳交会，妙合而凝，则偏杂者亦随情欲之火而孕乎中矣，此为先天之毒也。

然则《灵枢》《素问》未尝言及，何以上古无痘毒耶？良以上古气化醇厚，人心浑朴，体质坚强，即或稍遇偏杂之气，随时消散，不至混于血气之中。后世气化日降，生齿日繁，情欲倍炽，体质不坚。六气之偏，混于气血，而与五味之秽，情欲之火，酿成毒厉。然其根，实天地六气之偏所致。故其发也，必由六气以引之，是以不拘四时，皆有痘证。而兄弟姊妹，同卧起者，又有或出或不出者，因其先天所感六气，各有不同。故其发也，虽由君相二火以动其机，必其同类之气相引。若非其类，虽同卧起，不能触发。而六气偏驳，春夏为多，故痘证亦春夏多于秋冬，此盖不易之理也。

或曰：非同类之气相引，则不发。而种痘之痘痂，岂皆同类之气？而能引发，何也？

答曰：痘毒发于先天，而痘痂成于后天之气血。即此气血中，则又有五味六气之偏杂矣。又配以开窍引导之药，故易发也。然亦间有种而不出，后又自出者，其理自可想见也。昔人有谓痘系胎毒，因受孕后，或交会太多，及五味浊气，与情欲之火，交互侵渍于胎。胎长，其毒伏于命门。此说非也，结胎以后，已属后天。即有浊邪侵渍，而混于后天血气之中。如出胎以后，所发丹毒疹子之类是也。故胎毒为后天之毒，或有或无，或溃腐或漫肿，皆各不同。非如痘为先天之毒，形象人人皆同，而又千百人中无一二不出者。以其为先天之毒，故其出也，而有次序，合乎天地四时造化生物之机。是以气血平顺者，必发热三日而见苗，若春阳鼓动，草木萌芽。其长也，若夏令阳旺，万物茂盛。其浆足而饱满也，如秋令收肃，万物成实。其回靥结痂也，若冬令阳气归藏，万物剥落。四时十二月为一岁，痘以十二日成功为常期也。或不循常期，而发、而长、而浆、而靥者，必因其人气血有乖，或偏胜，或幼弱，或兼外感内伤等因，皆为危险之证。则必借药以治之，而斡旋造化之缺失也。是以痘为先天之毒，不同后天之胎毒。或痘发时，胎毒亦发，如方书所云，夹丹夹疹之类。此则病势较重，而治之必以痘为主。痘毒化，则胎毒亦因之而消。盖后天气血，即阴阳所化，阴阳实根于先天混元一气，故痘毒为根本，胎毒为枝叶。治其根本，则枝叶一以贯之矣。然痘毒未发，何以绝无影响？因其孕于先天混元之中，与先天之气，若水乳相和。先天之气无形，故痘毒亦无形可睹。一旦触发，毒即流于后天血气之中，揽血气而结疮窠。（批：当其未发，绝无影响，可见为先天之毒，与众疮迥异。）其形如豆，故名痘毒，而形成于血气，毒者，不过秽恶，究无形象可名也。但先天之气，无形可睹，何也？盖太极判而为阴阳，阴阳既立，太极体隐，而实寓阴阳之中，为阴阳之根蒂。童真之年，阴阳未充，太极之体，犹浑融不泄。天癸既至，阴阳充盛，而发生生之机。若男子，每夜子后阳举，即先天之气，应天地之阳气而发动也。当其发时，昏睡中不觉其形状，既醒之后，即隐而不可见。惟修炼家，静极生动，而见此气发生。故老氏曰：致虚极，守静笃，吾以观其复。复者，先天混元之气还复也。虚极静笃，象坤卦之纯阴；静极生动，若复卦之一元来复。故学仙之道，必使乾坤合体，而返先天混元之中，则神光大定，为成功矣。是皆人生禀赋之源流，阴阳生化之奥妙，而为天人合一之大道，即痘毒发源之至理，而一定不移者也。

若夫后世诸家，以两肾之中为命门，余则谓不然。夫言命门者，即命蒂也，命蒂，即太极之体所在。人具形体之初，而成后天八卦，乾变为离，坤变为坎，离南坎北，坎象肾而离象心。两肾之中，坎之一阳，非命蒂也。必返究乎先天八卦之理，而后方知命蒂所在。故道家有云：不在心肾而在玄关。玄关指命蒂也，谓至玄至妙之关窍。非学道者，终身不悟其旨。苟悟其旨，亦非语言所可形容，又焉能与憧憧者道哉！

或曰：子言"命蒂"，彼言"命门"，义各不同，则古人之说，岂可非乎？

答曰：若取义于"门"字，譬如一屋，有孔窦处，皆可称门。如人身耳目，为心神游行之门；口鼻，为气味出入之门；二便，为出秽浊之门。又自唇齿咽喉，及胃与二肠至肛，有七冲门之名。以其为纳水谷，化糟粕，出滓秽之门径也。肾脏象坎，坎中一画，非窍穴也，名之为"门"，何所取义乎？

## 治痘论

治痘之要，全在辨毒气之重轻，元气之强弱，而权衡补泻，必使毒气尽出于外，元气始能获全。（批：总括要旨，最宜着眼。）倘辨别不真，漫言温凉补泻。或云七日前必凉解，七日后必温补，斯如刻舟求剑，失之远矣。盖必计日以察其证，非按日而定治法也。如发热三日而见苗，见苗三日而起胀之类，或未及期而出而胀，或过期而不出不胀，则必计日而审其所因。或因毒盛，或因正虚，或内有积滞，或外邪闭遏，随证而治，岂可拘七日前凉解，七日后温补之说哉！若出胀行浆，皆循次序，是为顺证，原可不药，而无温凉补泻之可议也。自古论治痘者，或主凉泻，或主温补。虽各有见解，而皆一隅之说，未协至理。其主凉泻者，泥于《内经》诸痛痒疮，属心火之言。而疮疡之毒，发于后天气血，初起可散可消，否则使溃，而脓尽方愈。痘毒发于先天混元，不能消散，不可使溃。与诸疮病源不同，治法迥异，岂可专以凉泻为主乎？其主温补者，知痘毒赖元气运化，始能外出而成功，故戒凉泻，恐伤元气也。然虚证为宜，倘毒盛火炎，岂可概主温补乎。以故皆为一隅之说耳。至翁仲仁《金镜录》，论虚实补泻之道，辨析精详，理当法备，实为治痘准绳。又有聂氏《活幼心法》，朱氏《定论》，翟氏《秘要》，更多阐发其微，似无遗蕴。业痘科者，莫不知仲仁等书而遵守之。然余犹见世俗治痘，而于虚实补泻之道，常多失宜而致害。虽由学识不精，窃尝深究其故，为因诸论之辨虚实吉凶，惟视痘之形色为凭，而参以他证。详形色而略证状，而又散漫错综，无纲领统摄，学者不得其绪，辨别未明也。夫痘之形色，有诸中者，必见诸外，原属至理不移。但后学专习痘科，不究方脉之理，而他证之虚实，未能甚明，但凭痘之形色。形色状象既多，而理尤微妙，眼力不到，常多疑误，虚实倒施矣。即如灰白塌陷，诸论皆言虚寒，而《痘科正宗》，言其毒滞，而用大黄得效，极诋古人用补之非。诸如此类，冰炭相反，后学何所适从。其余疑似者犹多，专恃看法，岂能无误。若《正宗》一书，虽多妄诞，不足为凭，然既言之凿凿，亦非全然无因。灰白之属，虚寒者固多，（批：若无的确实证，则灰白为虚寒，岂可妄用攻泻以杀人乎？）或因毒滞，而血不流通。痘形色白，可用攻泻者，要必另有实证可据，若不明他证之虚实，而但以形色为凭，必致毫厘千里之谬，其害何可胜道哉。是以论治痘者，必须穷源清流，举其纲领，以立法度。庶后学有规矩可循，无歧惑之害。若仲圣之论伤寒也，分列六经；河间之论温热也，辨别三焦。则论证立法，有所统摄，使人因流知源，各有端绪。窃意痘证，宜分隶五脏，如《伤寒论》等立法，则条贯缕析，辨别易明。虽古来所称心经痘、脾经痘之类，既不详晰明其义理，而"经"之一字，实为未妥。盖痘出脏腑，而至皮毛，上头下足，无处不遍。若以经称，则手足三阴，不上头面，其理岂能该摄。若五脏者，肾主骨，肝主筋，心主血脉，脾主肌肉，肺主皮毛，则经络三焦皆统该于中，故痘证必当称脏，不应称经也。

缘痘毒发于先天混元，而流于后天阴阳气血之中。左右者，阴阳之道路也。故毒自左而升者，由肝而之心；自右而升者，从脾而达肺。毒气既升，烘然发热。发热者，由元阳鼓舞，驱毒而出。毒气周历五脏，以寻出路。有一脏之气稍弛，毒即由一脏而出；有两脏之气稍弛，毒由两脏而出。痘毒如贼，元阳如主人，自内逐贼而外出。五脏如五门，有一门不固，贼从一门而出；两门不固，即从两门而出。故痘之形证，有一脏者，有兼脏者，不能一定。即此可知其毒气之重轻，元气之强弱也。故元阳旺者，蒸蒸发热而精神不疲，脏气坚固，必待三日，而毒始外现，循序起发，为顺为吉。若元气不胜毒气者，一经发热，毒即一拥而出，此五脏不固，如门禁失守，贼势众盛也。又如发热轻微，而痘出不快，精神委顿者，此非毒轻，乃元阳不振，毒不外出，如主弱而贼欲内攻也，皆为险为凶。良以五脏具五行之性，有阴阳强弱之殊。故审其痘出何脏，即其脏之阴阳强弱，而证之虚实已分，再参其外形之善恶，而顺险逆了然矣。

假如毒历五脏，（批：毒由先天混元，出于阴阳五行，达于躯壳，与气血交混，必元阳强旺鼓舞，毒始外行。即里气血以成窠粒，其窠粒由五脏气血所成，故有五行之形象，而虚实可见，此本造化至理而立论，诚为治痘准绳也。）其肝脏之气稍弛，痘由肝脏而出，肝主筋而附骨，故痘粒坚而根深附骨。肝为风木，故一痘二三顶，象木之分枝。肝主惊，故发时必先惊惕。肝主疏泄，毒易宣发。风木与相火为体用，风火鼓激，其痘易长易浆。但肝藏血，毒与风火交炽，血受煎迫，须辛凉散风火以疏毒。甘寒辛润，益血和血，自易收功。

如痘出心脏，心为君火，火性炎上，故痘赤而尖圆。心主血脉，其根在血脉。心藏神明，毒气初发，或多烦扰。然心为一身主宰，一身气血供其所用，肝木相生相助，其毒易化易浆。或火盛毒盛，必清火解毒。此心肝二脏之痘，皆为顺证也。

如痘出于脾，脾为太阴湿土，阳弱不振，发热不甚，毒难宣发。脾位于腹，初起多腹痛。脾主肌肉，故痘粒大而顶平，中软不坚，根在肉中，初现皮色不甚变。气弱，则痘少光彩，或肌肉漫肿。脾胃为后天生化之源，毒气困之，饮食不进，精神倦怠。若呕而不泻，或有咳嗽喉痛，毒从胃阳发越，兼由肺脏而出，犹为吉象。作泻者，阳气下泄，防毒内陷归肾，痘塌色灰为凶，倘再误用寒凉，必死。脾家之痘，始终以扶脾为主，利气和血以导其毒。或毒盛火炎，肠胃积滞，毒壅难出者，暂通其腑，必当顾虑其脏。倘无积滞，而妄用苦寒攻泻，则脾阳下泄，立变危殆矣。

如痘出于肺，肺为华盖，其位至高，权衡一身之气。毒乘之，而失其权衡之柄，一身气为之窒，故毒难化而难出。其出也，形扁色白，根浮于皮，中虚多空壳，初起必咳嗽喉痛。肺为辛金，性畏火而恶寒，故大凉大热之药皆忌。若见喉痛投寒药,反闭其毒,重用辛温以发之。肺脏少血,血少气窒,故难成浆。须用甘温,培土以生金,辛凉芳散,利肺以疏毒。必使内气充而毒尽出。其声清,喉不痛,饮食二便安调者,内无留毒,浆虽不足亦无妨。盖血少不能作浆,而肺气鼓舞于外,抬为空壳,(批:自来方书皆言空壳为坏证,而不知肺脏少血,不能作浆,但无内患,则毒已出,外虽空壳,而粒大突绽,是肺气鼓毒于外。惟助气化毒,时至则回,回后且无血痂,止有紫色疤痕而已,其内留毒则愈。全在助气托毒得法,药之宜温宜凉,最当详审而施,否则毒留肺烂,即不可救矣。虚谷自注)虽无浆,而毒出皮毛矣。若内证未清,毒留难出,则多危殆,必助气利气,以托其毒。故脾肺二脏之痘,皆为险证也。

若痘出肾脏,肾属水,在至阴之地而主骨,如坎卦之一阳在二阴中也。元阳弱而毒盛者,伏于肾而蕴骨间,不能升发。肾司闭藏,无宣毒之能。阳既不振,发热亦微,精神委顿,腰痛如被杖,或便溺自遗,其身黑点,隐隐在肉内。此为逆证,难治。又若五脏不固,毒盛一拥而出,不分颗粒。元气不胜毒气,气血不能周流,其毒团结不化,如蒙头、托腮、锁喉等类,诸恶象自古皆称逆证,昔人论之详矣。如察其内证,尚有可治之道。辨其为何脏之痘,或兼数脏者,参合其理,而思善法以救之。如是而源流既清,分五脏为纲,列各证为目,条贯缕析,则虚实吉凶之辨,庶免岐混,似可为治痘之规矩尺度。未知然否,候明贤教正为幸。

## 附治案

余虽略知痘证理法,而少阅历,不敢轻为人治。适有至交闻朴堂，年五十余，无亲昆弟，止一子，甫二龄，于丁亥季春出痘。时值寒水客气，多雨少和。闻其发热三日而见苗，见苗即身凉。余谓顺证无虑，故不视之。经医者用药，服五六日，忽言证危难治，于是惊惶，邀余观之。其痘虽多，尚分颗粒，惟因禀弱，面白气虚。痘出脾脏，故形平扁。脾为太阴湿土，阳气不振，脾脏痘毒，必由胃达肺。故宜疏利肺胃之气，毒始透发。医以凉血攻毒，入心肝经药治之，余毒壅胃，遂致咬牙，痘顶塌陷，而见坏象。余用参芪保元汤，加芎、归、厚朴、山楂等扶气疏毒。煎熟未进，适有关切之人，言余方不合痘科成法，断不宜服，嘱令仍服前医凉药，并有蜂房等毒物坏胃者。于是更形委顿，粥食少进，咬牙尤甚，自分无救。余知之，不忍袖手，又走观之。乃谓吾友曰：余非痘科，无怪人不之信，但云吾方不合痘科成法，岂凉血攻毒，为治痘一定之法耶？果尔，则止须刻印是方，痘家自治可矣，古人设立诸法，皆为无用。即示以痘科书所载各方，吾友始能释疑，余遂勉为救治。因其咬牙特甚，毒气壅胃，乃以余之前方，去川芎，加升麻、葛根、牛蒡、紫苏、杏仁，开提肺胃壅毒。一日连进两剂，服后吐出痰涎甚多，吐中有升发之意。故次日咬牙减少，痘形略起，惟色白无光彩，大便溏而酱色，日三四遍。此脾胃虚寒，急防毒陷。遂用参芪、山药、丁香、肉桂、当归、厚朴、角刺等，又连进两剂。次日咬牙已除，饮食亦进，痘形渐起，浆甚清稀。即于前方加附子、枸杞、鹿角胶，扶阳助浆。次日诸证较好，即去桂附，仍用丁香，加桂枝和络。次日头面渐回，腿腹各处，浆胀甚粗。又去桂枝，加术以收浆。又调理数日，痂落渐愈。

　　夫痘毒之出，全赖元气鼓运，而人禀质，有阴阳强弱不同，故痘有虚实寒热之异。昔人论治之法，温凉补泻皆备，岂可以凉血攻毒，走心肝经药，为治痘定法乎？乃不知此，反谓余方不合成法。出痘家多信不能辨，则受枉者多矣，良可慨也。心肝两脏痘，为有余之证，不药亦可愈。脾肺两脏痘，为不足之证，必助气疏毒。若以治有余之药，治不足之证，初起本顺，反变为险矣。然用补之道，原有权衡，非可混施。痘既出齐，毒势向外者多。若元气怯弱，余毒不能外出，数日后，元气不支，则外毒反从内入而死，故出齐时急须辨之。如色紫赤，或干枯者，此火毒闭结，须清火活血，兼利其气。大便燥结，必用生地、大黄等药。若痘色淡红或白，其顶平塌或陷者，此阳气大虚，急须甘温助气，兼活血利气。气血活而元气壮，毒自外出化浆。但其进退之机甚速，治之必预审而预为之地。若迟误一二日，即不能挽回。即如是证，已现坏象，及余治之，又惑于旁言，迟误一日有余，危险极矣。余故一日连进药两剂，不使有间，急如追逃，始能获痊。盖为万一之幸，不可为训。且以桂、附、丁香治痘，闻者莫不惊异。设或不能挽救，则必众口同声，谓余药之非，断不能辨白者也。呜呼！医为仁术，原以救人为心，但术不精，或反害人。此当反求诸己，所谓尽己之为忠也。若外来毁誉，只可听之。冥冥中必有神明之鉴，断不可因毁誉，而沮救人之心。（批：如是方为仁术。）明理君子，或不以余言为河汉也。故特记之，以为轻忽人命，及多言害事者戒也。

又有观巷凌宅，五岁一童出痘，服药失宜，灌浆未足而遽回，烦渴不安，胃不纳食，便溏不固。余视痘形，本属脾脏，色灰塌陷。此因过服凉药，余毒内留，脾阳下泄，本为难治。勉用人参、丁香、升麻、葛根升阳解肌，牛蒡、厚朴清胃疏毒，连进两服。次日大便不解，渴减思食，惟咳嗽甚多。此毒由胃达肺，遂于前方去丁香，加贝母、银花，又服两剂。次日口不渴而食加，惟仍咳嗽，牙龈腐且臭。此肺胃之毒，壅于经络，肺为娇脏，毒最难出，仍用人参、升、葛、牛蒡、贝母，加麻黄、生石膏。两服后，牙龈渐好，咳亦轻减，乃减麻黄、石膏，仍加银花。继又清养肺胃，调理旬余而安。夫脾为太阴湿土，性喜香燥。阳既下泄，虽用人参、升麻，若不佐以丁香，其毒不能升发，不用术者，恐其滞也。既而便固食进，则元气克振，毒出于经。肺位最高，其窍壅塞，故咳嗽难愈，非麻黄、石膏，不能开窍逐毒。又恐中气怯弱，则毒留难出，故仍用人参也。是证若再迟一二日，则元气败而毒陷深，即不能投人参、丁香等药，则死矣。

以上两案，同为脾脏痘证，一用桂、附挽回，一用麻黄、石膏收功。以其禀气，各有不同，痘之时日，迟早亦异，审宜施治，应变无方。学者即可悟其理之所在，庶不至固执数首死方，以为治痘定法也。

或问：子所治者，何无他脏之痘，而皆脾脏痘耶？

答曰：余非痘科，知者既少，且心肝两脏痘，皆有余之证，可用凉泻，正合时医手法，自可收功。惟其不识脾肺证治，以致败坏，回覆不治。或有知余者，始来求治，其不知及知而不信者众矣，故临证少也。脾肺脏痘，属不足，本为难治。自古方书，但论其形状之恶，未将各脏阴阳五行至理讲明，而治法不得其要。故后学更属茫然，惟习凉血解毒通套之法，统治诸证。证不合法，即回覆不治也。心肝脏痘本易治，苟能治其难，则易者可无论矣。

## 疹痦辨

昔人皆谓痘疹为先天胎毒。痘出于脏，属阴，故治宜温；疹出于腑，属阳，故治宜凉。余详究此说，义有未尽。揆其意，大抵因脏属阴，腑属阳。痘能受温药，故谓其属阴，而出于脏；疹系火邪，宜凉不宜温，故谓其属阳，而出于腑。然有外邪胎毒之异也。

夫痘毒发于先天混元之中，先天混元为阴阳之根蒂，故痘毒亦具阴阳全体。其发也，通该后天阴阳血气，即赖血气以成痘。故痘之红盘，血也；白顶，气也。毒既通该阴阳气血，故治之不可偏阴偏阳，必使气血温和而毒始化。温者，阴阳两平之气也，非谓痘属于阴，而当温之也。（批：所以禀体火盛，则宜凉药以清之，禀体虚寒，必用热药以助阳，必使归于温和，而毒始化。世俗不明此意，用药多偏，而致害者不可数计，要在明辨其是寒是热而要之，辨之不确，岂可混施乎？）毒发于先天，自然由脏而出，不可因脏属阴，即谓痘属于阴也。若疹为火邪，而偏于阳，既偏于阳，则非先天混元之毒，而为后天之胎毒也。良由成胎以后，父母不能节欲，邪火侵入胎中，蕴于肾脏。及其发也，由君相二火触动，自肾而传心肺，出之皮毛，虽为阳邪，实出于脏也。以阴阳偏全之异，辨痘疹之毒，有先天后天之分。故痘为先天之毒，具阴阳全体，虽出于脏，而非属于阴；疹为后天胎毒，虽偏属于阳，而实出于脏也，故又名痦，或名麻。因其由胎毒而发，与外感风温之疹有别耳。

或曰：吾乡洪谦鸣先生，谓痘疹皆重证，古来详于治痘，略于治疹，遂本王仲安先生遗编，著《瘄疹心法》，其《瘄痘同源论》曰：瘄与痘，皆胎毒。痘毒伏于构精之时，瘄毒种于成形之后。此则构精时为先天，成形后为后天，与子所论相合。但其又言瘄毒之火，生于母之包孕，毒伤子之肌肉。痘毒深藏，而瘄毒在皮毛肌肉。痘毒自内达外，瘄毒由外传里，今子言瘄毒蕴于肾脏，何也？

答曰：因其未辨胎毒外感瘄疹不同，而见发于皮肤，遂谓受毒在肌肉，而未识源流也。且既名《瘄痘同源论》，又言痘毒深藏，瘄在皮毛肌肉，岂非自相矛盾。更云痘毒自内达外，瘄毒由外传里，是内外迥殊，同源之义安在哉。惟外感风温之疹，可云由外传里，若胎毒之瘄，发源于肾，而传心肺。故一日一潮，或三潮，必潮发三日，而毒始尽出。盖一日，则肾家毒尽；二日，则心家毒尽；三日，则肺家毒尽，而出于皮毛，结痂而消，神气清爽。或未出透，而留毒于中，即有变证矣。其当午潮者，因毒由心经而出，心火旺于午也。或兼早晚潮者，缘人之卫气，昼夜五十度周行于身。昼则行阳二十五度，夜则行阴二十五度。自平旦日出，卫气自阴出于太阳经之睛明穴，随阳跷脉而行于阳，则人目开而寤；至晚日入，卫气从阴跷脉而行于阴，则目瞑而寐。合乎天地阴阳升降也。瘄毒从心营出肺卫，故当卫气出入阴阳，正营卫交会之际，而瘄毒因之发越也。若外感风温，郁于营卫而成疹，一出之后，旋即消化，非如胎毒之瘄，必潮现三日始消也。故疹之形色虽同，而现证不同。（批：非深通经旨，焉能辨析如此精详。）因其源头有浅深内外之异，故又名瘄以别之。瘄毒始受，如果止在肌肉，不过经络间病，则与外感风温之疹何异，岂有三日潮现之理哉？

盖瘄毒受于成胎之后。儿在胎时，呼吸之息在脐中，即道家所谓心息相依，名为胎息是也。（批：未出胞胎，其息非由口鼻出入，而毒随息由脐蕴肾，诚为不易之理。若不深明造化之妙，焉能识其源流，而发千古之秘哉？）息在脐中，其气之阖辟，不由口鼻，惟一缕脐带，通于母之子宫，与母呼吸相贯。故母气和，则胎安；母气病，则胎动不安。若父母不能节欲，欲火既炽，即由脐带中，随儿阖辟之息而入焉。吸由于肾，肾主闭藏，故毒蕴肾脏。及其发也，自肾传心。何也？为因肾藏相火，心为君火，二火本来贯通。或遇天地阳气发泄，触动人身君相之火，其毒引发，而传于心。但心为君主，而藏神明，凡邪之来，心之包络受之。昔人谓包络为心之宫城，《内经》名为膻中。包络受邪，流于血脉，以心主血脉也。包络经脉，出手中指。故瘄之欲出，手中指尖必冷，因毒郁经脉故也。如谓毒由肌肉而发，肌肉属脾胃，与包络无涉，岂有指尖发冷之验乎？心主营，肺主卫，毒从营出卫，故传于肺，而出皮毛。皮毛，肺之合也。故必咳嗽喉痛，皆为肺证。此瘄毒蕴受传化一定之理也。其谓疹出于腑，以及毒在皮毛肌肉者，或可论外感风温之邪。若胎毒之瘄，其源发于肾也。

或曰：子言瘄毒非肌肉间病。肌肉属脾胃，与包络无涉，则无指尖发冷之验。然每有瘄夹斑者、兼泻痢者，又有瘄后患牙疳者、目疾者，其斑与泻痢、牙疳皆肠胃病，目疾属肝病，此何也？

答曰：子何固哉！余论瘄毒蕴受传化，一定之理，则自肾而传心肺。若其毒气蔓延各脏腑，而有兼证变证，何能数计而逆料。如火之延烧，水之泛滥何异。人身脏腑经脉，本来贯通，并非隔绝，邪气流传，岂有定处。若见其流，不知其源，则茫然无绪，纷争不决，而治亦不得其法矣。况胎毒由君相二火引发，相火寄于肝胆，则肝胆岂能清宁无累。而肝脉挟胃贯膈，入肺循喉咙之后，则毒气顺路到胃，亦常事也。且胃为五脏六腑之海，药之入胃，能治五脏六腑之邪，则五脏六腑之邪，皆能传胃。如伤寒之邪归于胃，则不复传，若水之归海，理可见矣。是故瘄之兼证变证，虽各不同，要皆传化之流派。若见胃证，而即谓毒出于胃，是见标而不知本，据流以为源也。呜呼可哉！

大凡治病，必先明其邪之源流，而后审证施治，方能尽善。瘄疹有外感胎毒之异，自古未曾详辨，无怪世俗治多谬误。胎毒止发一次，其有复出者，必系外感郁热而成。然有胎毒未发，而先由外感出疹者，总当辨其形证。外感必先外热，初起口不渴；胎毒热从内发，先口渴，而后身热。外感疏解透发，旋即消散；胎毒虽用疏解，必潮现三日始消，以其源远则流长也。后篇"治疹论"，详叙世俗误治之弊，诚为慈幼之宝箓也。学者，可不究心而熟玩之。

## 治疹论

每见治疹瘄，起首必用升麻葛根汤，世俗相沿，牢不可破。虽升散其毒，（批：外感之疹，升散即效。胎毒有不效者，以其脏气怯弱，不能传送毒气。故必详辨，而治法不同。）不为大害，但止见其标，不察其本，或证不应药，则茫然莫知其故。是以有屡用升提表散，而瘄不出，竟不知其脏气怯弱，不能传送毒气，徒用表药，耗散卫气，毒更难出。或本无寒邪外闭腠理，而妄用麻黄大泄肺气，至于鼻煽而喘，毒伏心肾，烦扰不安而死。医者卒不悟其所以然，良由平日认定疹出于腑，及瘄毒在皮毛肌肉等说。既不究胎毒发源传化之由，而见内毒不能外达者，反认作外毒内陷，而谓无法可治。

试思痧毒，如果本在肌肉，初治莫不先用升提表散，（批：所以外感之疹，升散自愈，其不效者，必须详察，定是胎毒也。析理明白之极。）其痧岂有不出之理。即或有外邪内食阻滞，亦必有证可辨，治之何难。其毒既非由脏而发，则脏气本和，又用升表之药，岂有外毒内陷之事乎？殊不知脏气不能送毒传化，虽用升表无益，而非外毒内陷，实是内毒未出。乃平素未明此理，亦可慨也。

且起首必用升葛汤为定法，则不独未明疹痧源流，并将斑疹混而不分矣。汪切庵升葛汤歌曰：斑疹已出慎勿使。可见将斑疹混治已久。世俗熟诵汤头歌，授受流传，以为定法，更无疑议。而不思升麻葛根，阳明之药也。阳明主肌肉，邪热闭郁则成斑。斑者，赤色成片，或如锦纹，扪之无形，不成颗粒。若未发透，而用表散，则宜升葛汤；已发透而清里，当用白虎汤；或兼内实积滞，宜承气汤。至于疹痧，虽有外感风温，胎毒内发之殊，然皆由心肺两经从营出卫，为血络中病。（批：痧疹同中有异，然皆血络中病，非升葛解肌所能取效也。）因从毛窍而出，故有颗粒，与斑之由阳明而发于肌肉者迥异。奈何不分脏腑经络，而以治斑之药治疹，已非对证，而更不明疹痧之源流传化，欲求治法之善以愈病，不亦难乎？因其脏气无亏，已经送毒而出，得升散之药，因势导之，而成功者多。遂笃信初治必用升提表散，终不自觉法之未善。或遇脏气怯弱，内毒不能外达，皆认作外毒内陷，归于不治也。若知源流所自，辨其由外感由胎毒之殊，而按时透发者，原可不药而愈。或不能透发，则必审其所因。或因外邪闭遏，或因内食阻滞，或因元气怯弱，或宜升散，或宜通利，或宜补托，随证而施。则断不可拘执，先用升散为定法也。岂可囿于前人之说，而不准之以理乎。明医者，倘不以余言为河汉，或可备刍荛之采。有司命之责者，胡可忽哉。

## 附治案①

前论甫成，适有孝廉黄笑山先生令嫒，年十余岁，出瘄，见点已五日。经幼科以常例升提表散之药治之，其毒总不透发。气喘鼻煽，日夜烦扰，其状甚危。余诊脉，虚弱带数，惟左关尺沉弦而滞。知为肾肝蕴毒未出，乃重用元参，佐知母、归须、赤芍、犀角、羚羊、连翘、甘草。一剂服之，其夜即能稍睡。次日脉象松动，惟口大渴，犹喘急鼻煽，是热毒已达肺胃。又重加石膏，数剂后，渐安而愈。盖元参滋水解毒，能启发肾气；归须、赤芍，疏通血络；犀、羚皆透发之品，与连翘、知母、甘草，从手足厥阴引毒直达肺胃，从表而出，故一剂即效，可见确为内毒未出。而世俗皆认作外毒内陷，惟屡用升散，大泄肺气，以致喘急烦扰而危殆者，不可数计，良由平素未明此理故也。吾愿天下后世，切须究心，勿泥成法，勿拘旧说。庶可保全生命，幸甚幸甚。

再按是证，乃热毒内伏，故以清凉透发见效。其有先天元阳薄弱，而毒难传化者，于凉透之剂，稍佐附子，助其元阳，送毒而出，否则难以透发。此在临证者，随宜变化，即此一证，可以隅反也。

---

① 附治案：本无，据目录增补。

## 评《痘科正宗》

著《痘科正宗》者，盖未深究人生禀赋之原，先天后天之辨，阴阳五行之理，与夫古今气化变迁，南北风土强弱。而所值痘证，适多禀强毒盛，或兼时疫外邪，形势暴厉，皆为有余实证，遂以攻泻得效。乃竟不察常变之理，辄凭一时阅历，硬断古今天下之痘，有实无虚，立归宗汤方，用大黄生地为君，言治痘始终，必以此方为主。既不识虚证用补之道，妄诋古今天下治痘用补为非，不自觉其说之偏也。以一处一时之治验，而欲为古今天下之定理定法，尽非古今天下之治痘者，而有古人之误，今人之误等论。呜呼！见解若是，亦浅陋矣。昧者又从而赞扬之，将遗祸于无穷哉。

今观其序文中云：考其法，培元者，百之一，泻毒者，十之九。何耶？盖体之强弱虚实不同，而痘之为阳毒则一。去贼，即所以安良。譬之寇攘窃发，随轻重扑灭之，闾阎安堵。不幸而凶锋猖獗，尤当坚壁清野以御之。若怯懦首鼠，阳剿阴抚，未有不蔓延鼎沸，朝野为之涂炭也。

予按此说，止可论六气外邪之病，止可论元气强旺而受外邪者，不可以论虚弱之人，更不可以论痘证也。外邪可泻而去，痘毒不能泻之而去，必疏利气血，使毒宣发成痘，灌脓而始去也。（批：治痘要义，已括数语之中。）泻者，通其肠胃，故有形积滞之外邪，可泻而去；无形之外邪，若暑湿等类，虽在肠胃，亦必化其气而能出，非攻击之药所能泻去也。而况痘毒，发于先天，而流于后天血气之中，绝无形质。（批：所以必疏利气血，毒如宣发，而疏利之法必因其势而导之。或升或降，或行或散，或凉解火邪，或滋助血气，或内清，或外托，随宜而施，绝无定法。今执泥"泻毒"二字，是浅见谬说，不识医理者也。）与血气混而为一，内自脏腑，外至皮毛，无不周遍。全赖身中元阳鼓舞，则毒气外达。以其与血气混合，遂揽血气以成痘粒。故痘之红盘，血也；白顶，气也。气血和平依附，则盘顶分明，而毒始化；气血不足，而散漫不胜毒气，则毒肆而内攻为害矣。气血有形而毒则无形，无形之毒既周遍，而不专在肠胃，岂大黄等药，能泻其毒哉！若因肠胃积垢，壅毒不能发越，以大黄等去其积垢，使腑气通畅，毒气因而宣达，实非大黄能泻其毒也。倘肠胃无积垢，而妄用攻泻，则有形之气血受伤，而无形之毒仍在。元气既伤，毒必益肆，其害遂有乘虚内陷，立变危殆者矣。予故曰：痘毒不能泻之而去。此"泻毒"二字，不通之极也。

既以病邪喻贼，今即喻以明其理。人之一身，喻如一城。元气强旺，如城中富足，百姓安堵。六气外邪，若外贼破关而入。城中既富足，则但举兵，杀贼驱贼，贼除则百姓仍安。虽然获安，亦不免受创，故必清补调养，始能复元。至于虚弱之人，如城中匮乏，百姓生计已蹙，一旦外贼入寇，先自张惶欲窜。若不资其粮饷，而遣饿兵驱贼，既无力以敌贼，必倒戈以自戕。若是者，可谓其知用兵之道乎？攻伐之药，兵也；补正之药，粮也。用兵必以粮为先，药之入胃，必赖元气运化。倘不分元气虚实，而投攻伐之药，则外邪不去，元气先亡，无异倒戈自戕。若是者，可谓其知医理者乎？予故曰：止可论元气强旺而受外邪者，不可以论虚弱者也。

若夫痘证，则更大异于是。六气之邪，外贼也；痘毒，内贼也。外贼之祸缓而轻，内贼之祸速而暴。其速也，故治之不可稍误，稍误而延缓一日，即难挽回；其暴也，全赖元气强旺，如主强，始足以逐贼外出也。然六气之邪，亦有久伏而从内发者，其邪伏于后天血气，病在躯壳中。譬如外贼，伏于城内，其发也，虽内扰城中，而屋内主人，不至受伤，犹可从长策划，徐以图安。若痘毒，发于先天混元之中，身命根源之地，如同室操戈，邪正之胜负须臾，而死生立判。故必元气强旺，始能化毒成痘。发热虽甚，而精神不疲，是为吉象；其发热虽轻，而精神昏困者，非其毒轻而热轻，实因元阳不振，不能逐毒外出，故热不显，而精神不支，最可虑也。今乃云体之强弱虚实不同，而痘之为阳毒则一，去贼即所以安良。若是，则不分虚实，一以攻泻为主也。元气弱者，既为毒困，又以苦寒伤气之药攻之，非但使痘毒冰伏不出，而微弱之元阳先亡。此妄诞之言，皆由"泻毒"二字以发其端。且阳者何物？毒者何物？不明至理，混称阳毒。以毒字在心，遂不分虚实强弱，必主攻泻。而不思阳者，身中元阳之气也；毒者，先天邪秽之气也。若元阳之气不振，邪秽之气不能宣发，故痘有不能外出，数日间即死者，此类是也。又如发热虽轻，而精神委顿者，元阳不振也，非毒之轻也。若混称阳毒，而必主攻泻，攻泻之药必苦寒，苦寒之味败阳气。是盖认阳为毒，欲其毒去，则必至于阳尽命尽而后已。此即俗所谓夹板医驼背也，可发一笑。

序后又云：诚为救危妙术，而保赤之金科玉律也。余素不解医，嘉其试，辄得效，用授梓以广其传焉。

医理微妙，通乎造化。既不知医，何可肆言痘为阳毒，不分虚实强弱，一以攻泻为主。而以耳目闻见为凭，全不参求于理，以轻忽人命，反谓之救危妙术，而保赤之金科玉律耶。夫气化迁流，古今自异；南北水土，厚薄不同。人禀天地气化而生，强弱各异，而痘毒之轻重不同。故证之参差变态，亦无穷尽。若非体究天人至理，穷参造化玄机，不足以论治痘之法也。予非谓痘证必不可攻泻也，如北方水土厚而人禀强，元气与毒气俱盛，蕴结难发，则必重药以通利之。肠腑通利，元气调畅，毒气因而透发。若大江以南，人多柔弱，岂可混施。然北方亦有禀弱之人，南方亦有强旺之质，但寡耳。故必先明至理，而后察其宜否，用法始无乖谬。岂可执一处一时之证，以闻见之验，而辄断为不易之法乎？

余见世俗之治痘也，不分虚实，动称解毒泻毒，率用大黄、犀连等，每致杀人，皆由此等谬说有以教之。予故评其大略，欲明其理，以救流弊之害，高明君子，或能鉴而辨之。今考其书，首列《痘证穷源论》。

论曰：古人谓痘为先天之毒，此定论也。是其父母七情六欲五味偏胜之毒，中于二五妙合之时。人之一身，先生肾脏，所谓天一生水也，故痘毒即蕴于肾，藏之若无。感天地邪阳太旺之气，而始出肇于肾，升于脾，由脾而肝而肺而心。毒从容一步，则轻缓一步，所以出自心肺上乘之地为顺，出于脾肾之间为逆。

按此，则已信古人之说矣，何以又谓古人论治非是？古人既知痘毒之源，岂反不知治之之道乎？痘毒未发，蕴于先天。先天之气，常人莫睹其形，故痘毒未发，亦无形象。肾者，后天形质之本，今言毒蕴于肾，是以肾为先天矣。可见其不识人生禀赋源流，先天后天之理也。先天后天之辨，毒气感发之因，皆有妙理。予于"原痘论"中，已申其说。今言感邪阳太旺之气，其毒始出，理虽如是，义犹未尽。盖春夏阳旺，而秋冬亦多出痘。正因痘毒之源，有六气之异，必其感触同类之气而发。故如兄弟姊妹，虽同卧起，而有或出或不出者，可见其毒，非止一气所成故也。至于毒发次序，亦具至理。余于"治痘论"中，已详其义。今言出自心肺上乘为顺，脾肾为逆，尽属揣度，毫无实理可凭也。夫论痘治痘，不求阴阳五行之至理，生命禀受之源流，原气毒气之辨别，而但凭臆断，失之远矣。乃更是己非人，岂不谬哉！

又曰：痘而曰毒，其猛烈可知矣。毒既猛烈，非火而何以猛烈也？毒既为火，是毒盛即火盛，火盛即毒盛。毒者火之根，火者毒之焰，一而二，二而一者也。

此以毒火为一体非二，则欲尽去毒者，必将尽去其火乎！昧理甚矣。（批：大抵业痘科者，须明经旨。倘昧阴阳五行，生化之理，而以一时治验，遂欲立说，教人无益，而反害世者多矣。惟赖明者辨而正之。）经曰：水火者，阴阳之征兆。是火者阳之用，阳者火之体也；水者阴之用，阴者水之体也。今言毒者火之根，火者毒之焰，然则古圣所称阴毒者，必云毒者水之根，水者毒之流乎！真无稽之言也。

又曰：痘既为毒，毒既有火，其不可补助，又可知矣。

观此"有"字，则又非毒即火，火即毒矣。推敲不实，自相矛盾也。试问有火之毒，不可补助；无火之毒，可否补助乎？天下痘毒，皆为有火，抑亦有无火者乎？殊不知毒之与火，判然为二，岂可含混臆断，而概用攻泻乎？后当辨明其理。

又曰：人之一身，气血而已。痘毒一萌，即流入于血中，毒轻者，血载之而气领之。先出一点红，血也；颗粒郭廓，气也。浆者，血之所化也。所以化者，气煦之也；脓成饱满者，血之充溢也；光泽明润者，气之精华也；血尽结痂者，血之还元也。是皆气收之也。痘固赖气血以始终其功，故善治痘者，先调气血。

气血，即阴阳所化，阴根于阳，阳根于阴。故气中有血，血中有气。若血中无气，则为死血，焉能载毒？气中无血，则浮游无根，焉能领毒？夫气血由阴阳所化，而阴阳实根于先天之混元。痘毒发于先天混元，而流于后天血气之中，一身内外，无不周遍。今言毒出而流于血中，不及乎气，是不知气血互根之理矣。其言血尽结痂之"血"字，恐系"脓"字之误，不然，殊不可解也。痘毒揽血气以成形，气煦血濡，始能化毒成浆，故毒重痘多者，气血伤耗亦多，结痂而落，气血外去，内甚空虚，故必慎外邪，而加培补，始能充复。然气之能煦，血之能濡者，实赖身中元阳强旺，生化气血而驱毒外出。若元气不胜毒气，毒伏不出，即为凶矣。今既言痘赖气血以始终其功，治必先调气血，则当首重气血可知。而调之之道，必当辨气血之强弱，毒气之重轻，岂可概用攻泻为法，而无补助气血之道乎！

又曰：毒若盛者，一出孕包之地，势即猖狂，气血不及驾驭，势必为其所缚。故气遇之而滞，血遇之而瘀。气滞血瘀，犹能伸其领载之功也乎？今人治痘，动言升发补拓，气固可补，为毒滞之，连气亦为毒气矣，亦可补乎！血固可补，为毒瘀之，连血亦为毒血矣，亦可补乎！况毒盛即火盛，火性炎上，不提而犹上窜。一见升麻川芎，如火之得风，其焰不更炽乎！气不得上升，血不能通融，缘为毒火锢之也。毒火愈炽，则气愈受蒙蔽，血愈受侵炙，尚冀其起胀化浆，以自伸其领载之权也乎！气血虚，固宜补。此在杂证则然也，为未痘者言也，为痘后邪火既退，本质不足者言也。且痘与杂证属天渊，杂证见其实，无实非虚；痘证见其虚，无虚非实。

上节既言痘赖气血，始终其功，治必先调气血，何以但论毒气之重轻，不分气血之强弱乎？夫毒聚气血，以成痘形，则必气血强盛，始能化毒成浆，气血不足，毒必难化。（批：毒无形质，聚血气以成疮，化脓，结痂，皆气血敛毒所成，故毒盛而气血弱者，不足供给以化脓，毒必内攻而死。故非滋血助气，焉能转凶为吉乎？）始则伏而不发，终必内攻而死。其气血盛者，毒虽盛，气血足以御其暴。故外热虽甚，而毒已出；或毒壅难发，其内热必甚。皆为有余实证，可攻可泻，形势虽恶，而无大虞也。盖毒本无形，热者阳之用，热盛则阳气克振，而毒可化也。倘发热虽轻，而精神昏困，饮食不思，此元阳不振，气血虚弱，不能驱毒化毒，外象似轻而实为危候。岂可不辨元气之强弱，但言毒火之可畏，妄诋古人用补之非乎！

试问毒与元气俱盛，而发热甚者，岂人皆不辨，而概用补法乎？倘元气虚弱，毒伏不发者，非升发补托，将何以治之？今言毒火之盛，不提而犹上窜。其能上窜者，则毒已起发，元阳克振，正为有余实证。又见何人妄用升提，以助焰者乎？何故但论其实，不论其虚？良由不识毒气元气之分，但见其为实，不知其为虚。既不识元气之虚实，止能见病治病，见火治火，或遇虚弱之证，不知所以治之，则弃之而已，不悟己之不明，反责用补非是。殊不思古人用补治虚，诸般险证，有理有法，历历治验甚多，岂皆无据而捏造者乎？既昧虚实之理，甚至言杂证见其实，无实非虚；痘证见其虚，无虚非实。悖谬如是，直欲杀尽天下后世虚弱而出痘者也。更问杂证无实非虚，而仲景之承气、抵当、陷胸等汤，大攻大泻，岂皆为痘证而设，不可以治杂证耶？是又欲移祸于杂证乎？夫杂证邪由外入，痘毒由内出外，要必元气有余而为实证易治，元气不足为虚证而难治，岂可但论邪毒之重轻，不分元气之强弱哉！

又曰：痘当毒火方盛之时，大害气血。不思急救其病以维护之，而欲养正以抑邪，不犹之火上加油乎？况毒火盘踞于气血之中，疏浚之而尚不得透，清解之而犹不能息。一见参芪归芎，以实投实，不愈塞其隧道乎？所以实证用补，谓之赍敌以粮也。夫养正抑邪之说，在痘之轻浅而顺者，亦可成功。然痘果顺，补之可愈，即不补之而独不能愈乎。补之适足以添其病，何若静听之而得中乎。痘稍有证，皆是毒火，补之以添其病，何若解散之而使之无病乎。况毒火之为害，在气血旺者，犹足当其侵蚀煎熬。令气血一虚，毒轻而痘稀疏不板实者，气血尚足以周给。倘毒火一盛，以有限之气血，一煎即枯。将谓峻补，毒火乘之而愈炽，将谓逐毒清火，气血劣薄，不能为主，所以多不可救。往往病家，闻补则喜，言攻则惧，不知痘之毙于补者，盖十居八九也。

按此节，无非言痘皆毒火，有实无虚之意而已。经曰：辛甘发散为阳。参芪甘温，芎归辛温芳香，甘温助气血，辛香通气血，为流利疏导之品。痘之实证，固不须此，而虚者用之，助气血以宣发其毒，是为要法，又何至壅塞隧道乎！（批：此不明经旨，反以宣发之品为壅塞也。）此为扶正以发邪，非抑邪之谓也。若本论之归宗汤，以大黄气味俱厚，苦寒沉降者为君，生地甘凉味厚，质重而呆滞者为臣，言治痘始终，皆以此方为主。虽有行血破气之味为佐使，皆不敌大黄、生地沉降之力，此诚为之抑邪也。毒自内发，借阳而升，勃然欲出，而以沉降呆滞之药抑之，如火将燃，洒之以水，则焰息，掩之以土，则火必内溃。使其元气犹强，足以运化药气，腑气通利，血气转输，毒得疏发。倘元气不胜药气之抑，因而萎弱不振，毒反冰伏不出，旋即告毙。乃不识药性，不辨字义，宣发者，反谓之抑邪；抑遏者，反谓之宣发乎？不通之极也。

若痘之顺证，妇女皆能辨之，又见谁人妄用补药乎。自来所论补泻之道，皆为险证而设。凡痘之险者，二端而已。一者，毒盛火炎，气血不足供其用；二者，元阳不振，毒伏不出。总皆元气不胜毒气之故也。火炎者，固当清火，而气血不足供给以化毒成浆，岂可不助气血乎？元阳不振者，若不助气扶阳，其毒岂能外出乎？今云痘稍有证，皆是毒火，殊不知既现火证，而可清可泻者，犹为实证，易治；若元气不胜毒气，毒伏不发，外象似轻而实重，最为难治。乃不知妄攻之害，不识用补之法，而曰痘之毙于补者，十居八九，不知其从何处见也。总因不辨毒气、元气之分耳。若见热盛，即为毒盛而为凶。试思毒伏肾脏不发者，为逆证，其热反轻，岂可为之吉乎？以其元阳不振，故热轻而毒伏不出。是故吉凶之辨，不在火势之重轻，全在审其元气之强弱。元气强者，毒盛则热盛，毒轻则热轻，而精神自爽。盖热者阳之用，阳气足以御毒而为吉也。元气弱者，毒虽轻不易治，毒虽盛不甚热，以阳气为毒所困，不能伸其用而为凶也。今不辨元气之强弱，但论毒气之重轻，论毒而必谓之火，其毒重而无火现者甚多。如是而辨虚实轻重，错谬不可言尽矣。

当痘之未发也，毒与先天浑元之气，若水乳相和，莫能分辨。或曰：阳即毒，毒即阳，于义尚通。（批：元气毒气，分析甚明。）一旦触发，毒与元气析而为二，此时邪正攸分，势不两立，阳胜则生，毒胜则死。火者阳之用，火有形，而究其体，实先天元阳之气也；毒无形，而究其源，实先天邪秽之气也。痘毒未发，喻如孖之在胎，不辨孰善孰恶。及其产下，一为大圣，一为大恶。恶者必欲害圣，如象之害舜也。是故痘毒之发，必害元阳。其阳胜毒负者，姑无论矣。阳负毒胜者，毒虽轻不易治，若非参、芪、归、芎等助气血而疏导之，（批：辨治扼要。）毒不能化而出。但用补之法，要在审其表里。痘既外现，（批：痘既外现，毒出于躯壳。若胃开食进，神志安静，其内已无毒；若不能食，或兼烦渴，则内毒未尽。必辨形证，断不可拘日数，而曰几日应用某药，此庸流刻舟求剑以误人。）色淡而出不快，内无积滞，而神气委顿，不思饮食者，此元气不能驱毒，毒将内攻，则必补托也。倘内有积滞，而痘色红赤，则为毒滞实证，可用攻泻矣。用攻之法，宜速而早，迟则恐正气愈困也；用补之法，宜徐而审，骤则恐内有余毒也。正虚而毒未尽出于外，补中必佐利气活血，以疏导之。此攻补之大法也。

若不辨虚实，因其名"毒"，即谓之火。试问方书所称湿毒、风毒等，又作何解耶？夫"毒"字之义，不过形容其恶劣，岂专指为火乎！而况痘毒发于先天，本无形象可名，因其元阳鼓动，毒出而流于血气之中，揽血气以成疮，其形如豆，故名痘毒耳。今撇去痘字，单提毒字，而加以火字，乃曰毒火。将痘证之千变万化而难治者，竟作外邪之火毒一证论治，而又谓有实无虚，但以凉药攻泻，去其毒火而已。果尔，则治痘亦非难事，何必千百年来，多人辨别论治，更不劳此书之蛇足也。可见毒之与火，邪气与元气，全然莫辨，根源之处已谬，奚必再论其余。论名"穷源"，是穷至邪僻之地，非痘证之源也。

凡病可用大黄石膏而愈者，皆有余实证而易治，不独痘证也。以其元气尚强，足以运药气以驱邪。如元气虚弱，不能运化药气，更遇攻伐之药，则邪不服，而正先亡矣。若痘证之元气虚弱，尤为难治。以其毒自内发，元气强则毒外出，弱则毒必内攻。以故可用攻泻者为易，用温补为难。不识用补之道，妄言痘证有实无虚，是概弃虚证于死地也。所以卷后治验各案，俱用大黄石膏奏效，绝无一证用补。又列不治证有六十一条之多，可见尽置虚证于不治耳。论治实证，虽有发明之处，窃恐其功不足以补过也。

义尽理明，归于至当，真可为保赤之金科玉律也。凡业幼科者，虽不能尽通方脉之理，而阴阳五行生化之道，六气外邪传变之端，脏腑经络浅深之别，禀赋形气强弱之殊，不可不究心而明之。则凡辨治诸证，庶可稍有准则也。

## 望闻问切

望闻问切，名曰四诊，医家之规矩准绳也。四诊互证，方能知其病源，犹匠之不能舍规矩而成器皿也。盖望者，望面色之明晦，舌苔之有无，以辨病邪之轻重进退也；闻者，闻声音之怯壮，语言之伦次，以辨神气之爽昧强弱也；问者，问得病之由，痛苦之处，以辨内伤外感、脏腑经络，尤为紧要也；切者，切脉之浮沉迟数，有力无力，以辨虚实阴阳，而与外证参合逆顺吉凶也。

是故圣贤垂法，首重四端，明哲相传，从无二致。奈何习俗相沿，往往不肯尽言病情。若妇女藏于帏幪，不能望其神色，便伸手就诊，欲试医者之术。殊不知一脉所主非一病，一病所现非一脉。若不察外证，而凭脉用药，未有不误人性命者。假如脉浮弦数动，证现畏寒身热头痛，则为外感之邪；倘无畏寒身热等证，则为阴虚内伤。此一脉所主，非止一病矣。又如病热者，其脉则数；若热甚伤气，其脉反迟。此一病所现，非止一脉矣。有实证而脉反微弱似虚者，以其邪气壅遏也；有虚证而脉反强旺似实者，以其元气发露也。由此类推，难以枚举。故有舍脉从证者，审其脉假而证真也；有舍证从脉者，审其证假而脉真也。设不互相参合，焉能辨其为假为真？真假不辨，虚虚实实，害即随之。昧者不觉，委之天命，良可慨也。

人之就医者，欲求愈疾也。若反使益疾，岂仁人之心哉！患病之人，不知医理，每蹈此弊，无怪其然。业医者，任司命之重，若不遵古圣法度，反随俗尚，自诩技高，而误人性命，宁无冥报之可畏耶。虽轻小之病，原有可以切脉而知者，不过谈言微中，何足自炫。且自轩岐作《灵枢》《素问》，反复辨论，备详证状。继而扁鹊述《难经》，有曰：假令得某脉，其外证作某状者，为某病；无某状者，非某病也。汉张仲景，为医门之圣，著《伤寒论》，乃方书之鼻祖。详分六经治例，微妙入神，全在辨证。其论脉，则曰：大浮数动滑为阳，沉涩弱弦微为阴。又曰：阳证见阴脉者死，阴证见阳脉者生。可见自古医圣，莫不以脉证互印。是四诊之不可偏废，岂不彰彰乎哉！

然则自谓切脉即能知病，而无借于四诊者，其技果能超出轩岐、扁鹊、仲景乎？抑亦自欺，而又欲欺人乎。明者察诸，慎勿自误而追悔莫及也。


## 医病须知

谨按治病，最忌杂乱无序。医理深微，病情变幻，苟非深思力学，阅历有年，莫能辨析明确。辨不明，则意见不定，见不定，则用药尝试而能拯危济急，难矣。若更议论纷纷，异说杂进，病家惶惑无主，当服之药，反不敢服，不当服者，乱投杂试。虽有善者，救药不遑，焉能救病。及至败事，互相嫁罪。病家既不知医，则是非莫辨，咎无可归。所谓"筑室道旁，三年不成"，"发言盈庭，谁执其咎"，固为医家所大忌，然病家性命所关，如不知此弊，害孰大焉。

其要在于平日辨别医之优劣，劣者勿用，免致掣肘；优者笃信不疑，专任不贰，则彼方能致力。盖为治病之理，无异治国，若非专任，焉能责其功效哉！是故详慎在选医之时，不在临病之际。或不知选医，而但临病详慎，则见峻猛之药，畏不敢用；平淡之药，以为稳当，屡服不疑。殊不知病至危笃，非峻猛之药不疗。药证不合，虽平淡之品，亦能害人。即使药证相对，或病重药轻，未见即效，而反致疑，别进他药以误事；或病轻药重，则病未退而正先伤，变幻诸证以致危。又如虚病似实者，应用补药而不敢服；实病似虚者，应用泻药而不敢投。因循疑畏，坐失事机，日久缠绵，遂至不起。种种弊端，难以言尽，不明此理，而临病惑于杂论，似乎详慎，而不知害之大也。

夫病情变幻难测，虽习医者，犹有毫厘千里之谬，何况不识病情，而但执方药。遂谓某药可用，某不可用，用之不灵，疑端更甚。于是求神问卜，驱鬼叫魂，扰攘不息，使病者无片刻之宁，卒至不救而后已。呜呼！此皆不知选医于平日而信任之，徒以临病张皇，事后悲戚，终不悟其所由。窃见蹈此弊而致害者甚多，目击心伤，莫能挽救。思既往之不谏，或来者之可追，用献刍荛，聊备采择，伏望鉴察为幸。

## 医称小道

明张景岳，有医非小道说。谓人之性命，系于医手，而有斡旋造化之功，非可小视也。然余则犹有说焉。

尝思天下无二道，自格致诚正，而至参天地赞化育，岂不为儒者之大道乎。但人禀天地气化而生，凡八风之来，六气之变，皆能致疾。虽具参赞之能，而猝婴非常之疾，气血溃乱，性命卒不能留，而所谓大道者，亦不可恃矣。故夫子有斯人斯疾之叹耳。是故轩岐首明人生禀赋之源，阴阳五行之理，八风六气之变，疾疢治疗之方。后世诸贤，相继阐发，殆无遗蕴，所以卫性命而御疾病者，周且备矣。若溯其极，实与儒理一致，故称儒医。儒者治国，医者治身。（批：所以称为小道，而非藐之也。）治国为大，治身为小，而实有相须之道焉。若无格致诚正之学，则性理不明，而国不可治；无疗疾药石之方，则寿命不固，而身不能保。治国虽大，而保身犹先，无身则谁为治？故尼山慎疾，而未达不敢尝，或亦有见于此乎？由是言之，则医之称小道者，非藐之也。以其实卫于大道而不可阙，故称小道，而与大道一源也。奈何自朱子称医为贱役，世俗忘其为性命所系而轻贱之，惟富贵是重。至于性命既危，而富贵安保。故仲景曰：居世之士，曾不留神医药，上疗君亲之疾，下救贫贱之危，中以保身养生。但竞逐荣势，孜孜汲汲，惟名利是务。崇饰其末，华其外而悴其内。皮之不存，毛将安附焉。卒遭邪风之气，婴非常之疾，祸患既至，而方震栗。降志屈节，钦望巫祝，告穷归天，束手受败。赉百年之寿命，持至贵之重器，委付凡医，恣其所措。（批：可怜。）咄嗟，呜呼！厥身已毙，神明消灭，变为异物。幽潜重泉，徒为啼泣。不惜其命，彼何荣势之云哉！

观仲景之论，真慨切详尽矣。当汉之时，人情已然，可知道之不明也久矣。若业医之士，罔知责重，理暗术疏，或不自爱，而周旋世故，惟利是趋，乃为世所轻鄙。斯道之不行也，有以夫。嗟乎！有性命而后有功业，故天下所贵者，性命也。其能保毓天和，而自全性命者，姑无论矣。若偶婴疾病，则性命系于医手。医果贱役，性命岂不足贵钦。然则医虽小道，职是业者，岂可不知自重哉！

此与前《医病须知》《望闻问切》各篇，患病家尤当三复。

## 性说

夫子之言性与天道，不可得而闻也。抑谓其理费隐，有难言语形容者乎？故曰：中人以上，可以语上也；中人以下，不可以语上也。或恐未能领会，而反滋惑，故不可以轻语乎。

迨后论性者，或云性善，或云性恶。至宋儒以来，又言天赋之性善，气质之性恶，似乎性有两种。虽各有见解，窃谓其义，犹未尽焉。盍以圣经证之，岂非信而有当乎？夫恶者，固为气质，而善，未始非气质也。皆不可以名性，何也？子思子曰：诚者，天之道也。自诚明，谓之性，诚则明矣。此数句，申说“天命之谓性”一句之义。盖上天之载，无声无臭，即为至诚无息之道所在。自天而赋于人，则谓之性。是故性者，天理之本，然惟诚而后见，不诚则昧矣。故曰：自诚明，谓之性也。是诚为性之体，明为性之用，性之体用，本来完全。故曰：诚则明矣。即所谓尧舜性之也。

又曰：诚之者，人之道也。自明诚，谓之教，明则可以至于诚矣。此数句，申说修道之谓教也。自明而诚，则为立教之方，故诚之者，为人之道也。盖存诚必以修省为先，而修省须教先明其理。理或未明，则修省非道，而不能存诚。故必知至而后意诚，所以自明诚，谓之教。理既大明，则可以至于诚，即所谓汤武反之也。

惟天下至诚，为能尽其性。尽其性者，尽复其性之本然，而无一毫偏倚欠缺之谓也。诚则明矣，既已至诚，则明自在其中。所以自诚明，谓之性。由是观之，性者，不过一诚而已。周子曰：诚无为，几善恶。几者，心动意萌，气质运用也。当寂然不动，而无事物之感，则虚灵本体，朗然自若，一无所为，惟有诚而已矣，故曰诚无为。一有事物之感，则几动意萌，气质运用，始有善恶之形，故曰几善恶也。当运用而合义理，则名善；肆欲而悖义理，则名恶。是善恶形于几动以后，皆属乎气质，不可以名性也。（批：应上。）惟善者，循理而可至于诚，以复乎性，故称性善者犹近。如云恻隐之心，仁之端也，非即以恻隐为仁也。言善者，为性发现之端，非即以善为性也。盖仁道至大，非恻隐一端可名，而性量费隐，则善之一字，不足以称之也。故子思子但以"诚明"二字表之。又曰：天命之谓性，言此诚明，出自天理之本然，而赋于人之谓性，若君命之下降。故朱子言：命，犹令也；性，即理也。理为天理，即至诚之道所在也。其恶者，气质用事，而性已昧。或称性恶，则不知天理，而以气质为性，失之益远。奈何舍圣经简明之理，而各为其说，说弥多，惑弥甚矣。

夫性一而已，既不可以善恶名，何可岐而为二乎？譬如水之清而冷而淡者，是水之性也。若杂以垢，则清者浊矣；焚以薪，则冷者热矣；和以味，则淡者变而为五矣。然水之气质可变，而性终不变。（批：所以学者以变化气质为功。）气质尽，则复其性矣。是故澄之久，则浊者仍清；熄火久，则热者仍冷；露处久，则五味失而仍淡矣。犹夫人之性也，似为善恶所移，不为善恶所变；虽为气质所蔽，不为气质所灭。如水中月影，水清则现，浊则不现。虽不现，而影未尝失也。若失，则澄之无复有影矣。夫子言不移者，上智气质清而性明，不为物欲所移，如清水之月影也；下愚气质浊而性昧，为物欲蔽，固复之为难，如浊水之月影，非谓其无性也。故曰：困而不学，民斯为下。苟能悔悟自勉，亦可循致其功，若能复性，则无异上智。故曰：人皆可以为尧舜，为其本然之性则一也。是故性虽无为，而实主宰乎气质。气质可变化，而性不变也。气质有消散，而性不灭也。（批：所以格致诚正，即有主宰，而可变化气质也。）故曰：朝闻道，夕死可矣。死者，气质尽，闻道则复其性，而常存不昧焉。气质运用，而有善恶，性则无为，而无善恶可见，但有诚明而已。气质之善恶，由积习所致。故曰：性相近也，习相远也。修身者，岂可不察其几，惩恶习而勉为善，以求至于诚哉！

或曰：海水固咸，则水性非淡也。

答曰：子欠悟在。夫天一生水，一者阳也，阳动生阴，而水源本淡，流而为浊，则变其味。试思龙吸海水化雨，雨乃还元之水，故仍淡也。又如焚煤则火臭，焚柏则火香。知香臭之不在火，可知善恶之不在性。性动而变情，情执则成习，习于善则善，习于恶则恶。故言性相近，习相远，犹云性大同，习大异也。正如同一火，而焚煤柏之香臭大异，究其火性，安有所谓香臭哉！

然则孟子道性善非与？

答曰：人之汩于私欲而昧性，犹离家舍而迷窜荆棘中。若不先令出荆棘，指其归家之路，而但告以家在某处，彼虽听而仍茫然，莫能措足。故凡圣贤教人，均从路上指点，必曰从此直走，可以到家。孟子之意，亦犹是也。程子亦云：但教从此路行，彼自能寻向上去。请问向上者，何处耶？得非谓天命之性乎？或不领会圣贤意旨，未免认途路作家舍。然而能出荆棘，住途中，即为善人。乃夫子有不得而见之叹，盖亦难得也。余正迷荆棘丛中，思家而莫知措足，偶有所论，不过如鹦鹉学语，贻笑君子，固其宜也。

自古论性，多从情上体会。夫情者，性之动，而有善恶之形；性者，情之归，则无善恶可见。今以"自诚明，谓之性"两句作骨，自得圣经意指。则凡欲尽其性者，必由格致诚正之功也。观前自序云：非格致诚正之功，不能通医之理。故以性说终斯集，可知先生之意深矣。呜呼！医道岂易言哉。雪帆愚弟田晋元拜评。

# 跋

（廷钲）体羸善病，又少贱。始操童子业，试有司不售，遂弃去。留心医学，窃图自活，非谓能活人也。顾研究多年，未得体要。

癸未岁，虚谷夫子自粤旋，遇于里门，谈及医药，遽谓孺子可教，许执贽门下。数载来，朝夕启诲，论证则直揭根源，制方则随宜变化。离乎古而不畔乎古，合乎古而不泥乎古。实有得轩岐仲景之心源，迥非时之执成方趋风气者所能梦见也。闲出平日所著《医学辨论》，命（钲）编次，更得识其要领，穷其指归。间献刍荛，亦蒙采录。积以岁时，遂成四卷，为医门之棒喝，允活世之婆心。

其知夫子者，以此书为发前人之未发，补前人之偶偏，奉为临证圭臬可也。其不知夫子者，以此书为索瘢，为蛇足，更叱为怪，为罔，亦无不可也。独（廷钲）受知既深，窃有以窥夫子之心源。兹于其复有岭外之行也，敬识数言于卷末。岭外多高明好义之士，行见活人之书，必有乞为剞劂，以寿斯民，以贻后世者，知（廷钲）非阿所好也。

**道光七年岁次丁亥孟秋受业门人山阴孙（廷钲）敬跋**

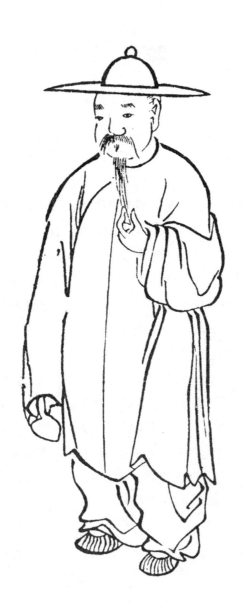

盧肇小影

# 虚谷小影 [1] 自赞

这是个甚么汉？若曰儒，未读书；若曰道，丹不晓；若曰释，勿面壁。胡为孑然而独立？不解世务人情，耳目口鼻虚设，面冷如冰，心肠火热，却怕荤腥，喜尝墨汁。似呆非呆，若痴若兀，原来一无所用，权且取名"弃物"。嘻！这样酒囊饭袋，还要丹青涂抹，雪泥鸿爪，偶留刹那，变幻无迹。故云色即是空，谁知空里有色。咄！休说撞着云门和尚，一棒打杀，与狗子吃。乃顾影而歌曰：心是海兮，性为水，私欲如泥和水流，富贵繁华风鼓荡，澜翻波涌几时休。纵使偶然澄，风摇又不清，必将泥去尽，虽动自光明。去泥如磨镜，歇手便生尘，此事真难事，用功可不勤。一旦转身见明月，乃知逐影枉劳神。营营终日竟何求，恰似春蚕在树头，茧成身死心未了，了得心时方自由。孤舟一叶顺江流，朝朝暮暮无人渡，醉卧江心月正圆，水中捞月谁知误。秋月印秋潭，潭枯月乃失，请君抬头看，莫向井中觅。说空原不空，执有却非有，要知空有两无关，明珠自在盘中走。打碎盘儿失却珠，毕竟落何处，快些寻来莫迟后。

道光九年己丑暮春虚谷山人醉笔

---

① 虚谷小影：本无，据目录增补。